Waldtherapie – das Potenzial des Waldes für Ihre Gesundheit

Angela Schuh • Gisela Immich

Waldtherapie – das Potenzial des Waldes für Ihre Gesundheit

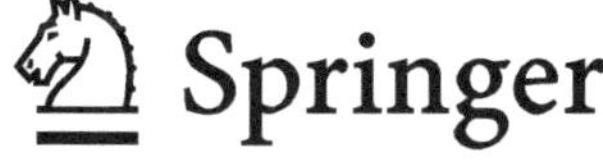

Prof. Dr. Dr. Angela Schuh
Lehrstuhl für Public Health und
Versorgungsforschung (IBE)
Ludwig Maximilians-Universität München
München, Deutschland

Gisela Immich, M.Sc.
Lehrstuhl für Public Health und
Versorgungsforschung (IBE)
Luwig-Maximilians-Universität München
München, Deutschland

ISBN 978-3-662-59025-6   ISBN 978-3-662-59026-3   (eBook)
https://doi.org/10.1007/978-3-662-59026-3

Die Deutsche Nationalbibliothek verzeichnet diese Publikation in der Deutschen Nationalbibliografie; detaillierte bibliografische Daten sind im Internet über http://dnb.d-nb.de abrufbar.

Vorwort

Mehr und mehr Menschen erkennen, dass das Leben und der Aufenthalt in der Freizeit im Grünen guttun. Die Nutzung des Waldes als Ruheort, aber auch, um dort konkret etwas für die Gesundheit zu tun, gewinnt dabei immer mehr an Bedeutung.

Dieses Sachbuch möchte auf wissenschaftlich fundiertem Boden die Fakten und Hintergründe für die Relevanz der Waldtherapie unter dem Kontext unseres heutigen Lebens aufzeigen.

Es richtet sich an alle Interessierten, die sich mit den Auswirkungen der Natur und der Wälder auf die menschliche Gesundheit beschäftigen und dazu fundierte Informationen benötigen. Somit erhalten diejenigen, die selbst Waldbaden möchten, das nötige Hintergrundwissen. Dieses Buch wendet sich aber auch an Personen aus den Gesundheitsberufen, Psychologen und Vertreter der „Grünen Berufe" sowie an Ärzte, die sich mit Naturheilverfahren beschäftigen, und an Interessierte, die mehr über die Atmosphäre des Waldes und ihre gesundheitlichen Effekte erfahren wollen. Außerdem stellt dieses Buch eine Arbeitsgrundlage für Wald-Gesundheitstrainer oder Waldtherapeuten dar, die vor Ort Gäste oder Patienten zum Waldbaden bzw. zur Waldtherapie anleiten wollen.

Wir bedanken uns bei den Mitarbeiterinnen von Springer, Frau Monika Radecki und Frau Anja-Raphaela Herzer, für die Anregung zu diesem Buch und ihre professionelle, engagierte und weiterführende Begleitung bei der Erstellung dieses Buches. Die intensiven Diskussionen mit beiden waren eine wahre Bereicherung.

München, Deutschland

Angela Schuh
Gisela Immich

August 2019

Inhaltsverzeichnis

Über die Autoren

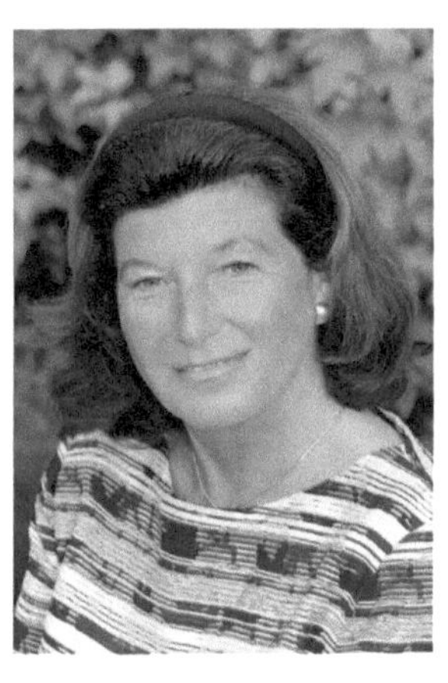

Prof. Dr. rer. biol. hum. Dr. med. habil. Dipl. Meteorologin Angela Schuh ist Professorin für Medizinische Klimatologie und Akademische Direktorin am Lehrstuhl für Public Health und Versorgungsforschung (IBE) der Ludwig-Maximilians-Universität München. Sie leitet das Fachgebiet Medizinische Klimatologie, Kurortmedizin und Prävention ist international anerkannte Expertin für Klimatherapie.

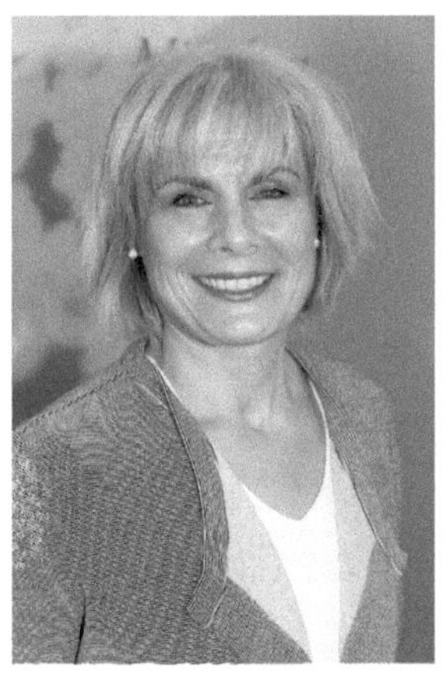

Gisela Immich, M.Sc. ist wissenschaftliche Mitarbeiterin am Lehrstuhl für Public Health und Versorgungsforschung (IBE) der Ludwig-Maximilians-Universität München und befasst sich mit Waldtherapie und Gesundheitsförderung sowie unterschiedlichen Naturheilverfahren.

1

Einleitung

Das Thema Wald und Waldtherapie (Waldbaden, Shinrin-Yoku) ist heute in aller Munde. Dies entspricht dem neuen Trend der „Entschleunigung", der unserem heutigen schnellen und häufig überintensiven Leben geschuldet ist.

In unserer Gesellschaft findet der Mensch kaum noch Ruhe und Entspannung. Man ist zunehmenden und komplexen Belastungen ausgesetzt, die sich sowohl aus der Arbeitswelt als auch dem persönlichen sozialen Umfeld ergeben. Es geht alles schneller und konzentrierter vor sich. Der Beruf und häufig auch das Freizeitleben sind durch Hektik, Stress und Zeitdruck gekennzeichnet. Durch die IT-Technologie werden von uns eine beständige Erreichbarkeit (Tag und Nacht) und sofortiges Reagieren und Handeln erwartet. Selbst das Freizeitleben, das durch Aktivitäten, Fernreisen, Funsport und Nervenkitzel geprägt ist, lässt keine Zeit mehr für Ruhe, Sich-Zurücklehnen, Besinnen und Erholung. Auf diese Belastungen muss der Mensch reagieren und ist damit häufig überfordert. Rund acht von zehn Deutschen bezeichnen ihr Leben als stressbelastet, und jeder Dritte leidet dabei unter Dauerstress! Stress führt zunächst zu seelischer und körperlicher Erschöpfung, die mit verschiedensten Funktionsstörungen z. B. im Herz-Kreislauf-System und mit Schlafstörungen einhergeht. Nicht umsonst gehören psychische Störungen wie das Burn-out-Syndrom zu den häufigsten Gründen für Krankschreibungen. Infolge der andauernden Erschöpfung entwickeln sich dann chronische körperliche und psychische Erkrankungen.

© Springer-Verlag GmbH Deutschland, ein Teil von Springer Nature 2019
A. Schuh, G. Immich, *Waldtherapie – das Potenzial des Waldes für Ihre Gesundheit*,
https://doi.org/10.1007/978-3-662-59026-3_1

Es bedarf also dringend eines emotionalen, psychischen und körperlichen Ausgleichs! Mehr und mehr Menschen erkennen, dass dieser mit einem Aufenthalt in der Natur, speziell im Wald, stattfinden kann. Der Wald kann als Ort für Auszeiten und als Kraft- und Sinnspender angesehen werden – er wird im Kontext des modernen Lebens für viele Menschen ein Sehnsuchtsort.

Waldtherapie gibt den Menschen eine begründete Möglichkeit, für die Gesundheit von Körper und Geist etwas zu tun, bislang überwiegend im präventiven Sinne.

Dabei kann man einfach so in den Wald gehen und sich dort spazierengehend oder in Ruhe aufhalten. Man kann jedoch davon ausgehen, dass die gesundheitsförderlichen Effekte größer und besser sind, wenn man in die Atmosphäre des Waldes mithilfe spezieller Übungen eintaucht und sich ihr gezielt und wohldosiert aussetzt.

Es liegen zahlreiche Studien zu den präventiven Effekten des schonenden Waldklimas vor, die ganz klare Wirkmechanismen aufzeigen. Der gesundheitsfördernde Nutzen der Waldtherapie bei gesunden Personen ist unumstritten. Dies zeigen hauptsächlich Untersuchungen, die seit den 1990er-Jahren überwiegend im asiatischen Raum durchgeführt werden. Hinsichtlich der Wirkungen auf bestehende Erkrankungen sind die wissenschaftlichen Erkenntnisse noch verhältnismäßig gering.

Sichtet man die aktuelle Literatur zum Thema „Wald und Gesundheit", so entsteht schnell der Eindruck, als wäre der Wald nun das Wundermittel schlechthin. Dabei werden oftmals Heilsversprechen suggeriert, die nur bedingt bzw. unzureichend durch die wissenschaftliche Datenlage bestätigt werden.

Deshalb möchte dieses Buch dazu beitragen, die wissenschaftlichen Zusammenhänge und Ergebnisse im Themenfeld Wald und Gesundheit für den Laien verständlich zusammenzufassen, zu bewerten sowie einige, durch Untersuchungen abgesicherte Empfehlungen für den gesundheitsfördernden Einsatz des Waldklimas und der Waldtherapie (Waldbaden, Shinrin-Yoku) zu geben.

2

Den Wald entdecken – eine Einführung

Inhaltsverzeichnis

In diesem Kapitel lesen Sie, welche bedeutende Rolle der Wald im Leben des Menschen seit jeher gespielt hat und wie wir ihn bis heute nicht nur in seiner Schutzfunktion und als wirtschaftliche Ressource, sondern sogar als Ort für die Erhaltung oder Verbesserung unserer Gesundheit nutzen können. Die Bedeutung des Waldes und warum der Wald uns anspricht und uns guttut, ist ein Thema unserer Tage. Es fokussiert sich auf die Waldtherapie, die auch als Shinrin-Yoku oder Waldbaden bezeichnet werden kann.

Deutschland ist mit einer Fläche von 11,4 Millionen Hektar zu einem Drittel bewaldet und eines der waldreichsten Länder der Europäischen Union (Bundesministerium für Ernährung und Landwirtschaft 2017). Davon befinden sich 51 % in öffentlichen Händen und 49 % in Besitz von Privatpersonen. Rein rechnerisch stehen jedem Deutschen 1300 m² Waldfläche zur Verfügung.

Die Wälder bestehen aus 90 Milliarden alter und junger Fichten, Kiefern, Buchen, Eichen und selteneren Baumarten. Die Fichte dominiert heute noch mit 28 % Häufigkeit, gefolgt von der Kiefer mit 23 %, der Buche mit 15 %

© Springer-Verlag GmbH Deutschland, ein Teil von Springer Nature 2019   **3**
A. Schuh, G. Immich, *Waldtherapie – das Potenzial des Waldes für Ihre Gesundheit*,
https://doi.org/10.1007/978-3-662-59026-3_2

(rückläufig) und der heute selten gewordenen Eiche mit 10 %. Der Anteil der Laubbäume nimmt wieder zu (Bundesministerium für Ernährung und Landwirtschaft 2017), das Flächenverhältnis ist heute in etwa 55 % (Nadelbäume) zu 45 % (Laubbäume). Im Vergleich zu anderen Ländern sind in den deutschen Wäldern nur wenige Baumarten vorhanden, es findet sich nur 0,1 % der weltweiten Vielfalt.

2.1   Der Wald in der Entwicklungsgeschichte des Menschen

Der Mensch stammt ursprünglich aus der Natur, er hat in Höhlen und Wäldern gelebt und kommt aus grünen Räumen. Unbewusst hat man somit eine aus der Evolution stammende, intuitive Bindung zur Natur. Mehrere Theorien beschäftigen sich damit. So sagt beispielsweise die sog. Biophilie-Hypothese (vgl. Abschn. 2.2) aus, dass der gesamte Mensch durch die Evolution dafür angelegt ist, sich in der Natur zu bewegen (Wilson 1984). Auch lösen Umgebungen, die sich früh als günstig für das Überleben (Nahrung, Sicherheit) ausgewirkt haben, beim Menschen positive Reaktionen und Entspannung aus (Ulrich 1993). Außerdem wird vermutet, dass natürliche Szenerien, d. h. Landschaften von Menschen leicht und mühelos erfasst und verarbeitet werden können (Bratman et al. 2012). Dies alles kann eine Begründung dafür sein, dass der Mensch sich zu einer natürlichen Umgebung hingezogen und dort wohlfühlt. Die Natur entspricht somit der menschlichen Prägung.

Der Wald spielt in unserer *Entwicklungsgeschichte* eine große Rolle. So spricht viel dafür, dass das menschliche Dasein seinen Ursprung in Wäldern nahm. Die ersten Menschen haben wohl in Wäldern und Höhlen gelebt. Im Laufe der kulturellen Entwicklung sind sie dann in Hütten, an Höfe und in Dörfer gezogen. Nur einzelne Menschen zogen sich als sog. „Einsiedler" wieder in die Wälder zurück (Keller 2018). Für unsere Vorfahren waren die Wälder elementar, denn in ihnen fanden sie Schutz, Rohstoffe wie Holz als Brenn- und Baumaterial und Nahrung in Form von Tieren und Waldbeeren.

Der Wald wurde im Laufe der menschlichen Kulturentwicklung von der Spätantike bis hin in die Moderne unterschiedlich erlebt (Keller 2018). In der germanischen bzw. nordischen Mythologie wurden Bäume als Götter verehrt oder ihnen zugeschrieben, z. B. die Eiche dem Gott Thor, die Eibe als Sitz der Fruchtbarkeitsgöttin Rinda oder die Weide als Baum der Göttin der Jugend Iduna (Woelm 2006). Die Linde wurde von den Germanen als Gerichtsbaum zur Rechtsprechung genutzt, da angenommen wurde, dass sie Weissagungs- und Heilkraft besitzt und die Wahrheit anzeigen kann (Forstbotanischer

Garten und Pflanzengeographisches Arboretum der Universität Göttingen 2019). Auch ein Femgericht konnte unter einer Gerichtslinde abgehalten werden – ist der Angeklagte als schuldig verurteilt worden, wurde er kurzerhand an der selbigen aufgehängt. Eine der berühmtesten Gerichtslinden sowie eine der ältesten in Europa ist die 1200 Jahre alte Linde in Bad Staffelstein.

Kaum eine der Erzählungen oder höfischen Romane aus dem Hochmittelalter kam ohne den Wald aus. Im Mittelalter wurden die dunklen Wälder als bedrohlich empfunden, und die Menschen hatten Angst in den Wald zu gehen. Entsprechend wurde im Nibelungenlied Siegfried von seinem Widersacher bei einem Jagdausflug unter einer Linde im Wald ermordet. Viele alte Bäume wurden mit dem beginnenden Christentum gefällt, um die heidnischen Götzen zu eliminieren. Im 19. Jahrhundert wurde der Wald besonders mystisch erlebt. In der Romantik haben die Wälder im Zusammenhang mit der Naturverklärung und Landschaftssehnsucht wieder eine große Bedeutung erfahren und wurden als Lebens-, Erholungs- und Rückzugsraum empfunden. Künstler und Maler widmeten ihre Werke dem Wald. Einer der bedeutendste Musiker der Romantik, Felix Mendelssohn-Bartholdy (1809–1847), schuf seinen Zyklus der Waldlieder („Lieder im Freien zu singen"), ein bekanntes Beispiel daraus ist das „Herbstlied". Joseph Eichendorf (1788–1857) hob die Wälder in seinen Gedichten wie dem „Abschied vom Walde" hervor, und Caspar David Friedrich (1774–1840) verewigte auf seinen Bildern die Küstenwälder der Ostsee. Auch die Ode an den Wald („Wandrers Nachtlied"), die Goethe 1776 nach einem Spaziergang in einem düsteren Fichtenwald bei Ilmenau schrieb, ist eine Wegbereiterin der deutschen Romantik (Bundesministerium für Ernährung und Landwirtschaft 2018). Die Gebrüder Grimm veröffentlichten 1812 ihren ersten Märchenband mit „Hänsel und Gretel", einem dem bekanntesten Märchen, in dem der tiefe Wald Schauplatz ist. Ab dieser Zeit spielen fast alle Märchen im Wald – ein weiteres sehr bekanntes Beispiel stellt „Rotkäppchen und der Wolf" (Gustave Dore 1883) dar. Diese Beschreibungen prägen bis heute unser Bild vom Wald.

Im Dritten Reich wurden die Wälder und die gesamte Waldromantik verherrlicht. Dies spiegelte sich in den zahlreichen Waldszenen und Waldthematisierungen (Keller 2018) im musikdramatischen Werk Richard Wagners (1813–1883) wider. Während und nach den Kriegszeiten spielte der Wald weiterhin eine große Rolle, denn jetzt ging man in den Wald, um Nahrungsmittel zu suchen. So wurde der Aufenthalt im Wald, sei es beim Spaziergehen oder beim Beeren- und Pilzesammeln, populär. In den Jahren nach dem Zweiten Weltkrieg wurde dann der Wald Schauplatz für die „Heile-Welt-Filme" wie die „Geierwally" (1956) oder der „Förster vom Silberwald" (1954). Ab dieser Zeit entwickelte sich der Wald durch die Forstwirtschaft zu einer Einkommensquelle für viele Menschen (lt. Bundesministerium für Ernährung und Landwirtschaft 2018 auch heute noch für 1,1 Mio. Menschen). Im Jahr 1970 wurde der erste Nationalpark in Deutschland gegründet.

1990 war ein Wald sogar Kulisse für ein weltgeschichtliches Ereignis, als der russische Staatschef Gorbatschow und Helmut Kohl die Bedingungen der deutschen Wiedervereinigung während Waldspaziergängen verhandelten. Das Foto der beiden, die auf Baumstümpfen sitzend Gespräche führten, ging damals um die Welt (Bundesministerium für Ernährung und Landwirtschaft 2018).

Allerdings gab es in den 1980er- und 1990er-Jahren das Schreckgespenst des Waldsterbens, und die Wälder wurden mit dem eher belastenden Thema assoziiert. Inzwischen ging es dem Wald laut der Bundeswaldinventur des Bundesministeriums für Ernährung und Landwirtschaft (2019), die in den Jahren 2011 und 2012 stattgefunden hat, wieder besser. Heute jedoch wird der Wald durch die Klimaveränderung von neuem und existenziell belastet. Stürme, die vermehrt Windbruch erzeugen, nehmen ebenso wie Starkregenereignisse und heiße Tage bzw. Hitzewellen zu. So haben die Wälder im langen heißen Sommer 2018 sehr stark unter der Hitze, Dürre, Orkanen und Borkenkäferplage und im folgenden heftigen Winter 2018/2019 durch Schneebruch gelitten. Da sich solche Wetterlagen nach übereinstimmender wissenschaftlicher Erkenntnis in Zukunft häufiger einstellen werden, werden auch die Wälder vermehrt davon betroffen sein.

Die Situation heute

Seit den 1960er-Jahren wird verstärkt aufgeforstet, und die Waldflächen in Deutschland nehmen um rund 10.000 Hektar pro Jahr (Scobel 2018) wieder zu. Die Schutzfunktion des Waldes ist weiterhin elementar und bewahrt häufig vor Hangrutschen, Überschwemmungen und weiteren Naturkatastrophen. Wälder sorgen zusammen mit den Meeren dafür, dass die Süßwasserspeicher gefüllt sind, der Boden fruchtbar bleibt und das Klima weniger Extreme aufweist. Heute wird der Wald jedoch schwerpunktmäßig aus den Gesichtspunkten des Umweltschutzes, vor allem aber in Verbindung mit der Holzwirtschaft betrachtet. Somit geht es hauptsächlich um Energie- und Stoffkreisläufe. Außerdem wird der Wald zunehmend auch als Erholungsraum angesehen.

Viele, vor allem ältere Menschen, gehen noch häufig in den Wald. Sie haben schon während ausgedehnten sonntäglichen Waldspaziergängen von den Großeltern und Eltern erfahren, wie schön ein Aufenthalt im Wald ist und wie gut er tut. Diese Erfahrung haben sie beibehalten und suchen auch als Senioren in ihrer Freizeit nach wie vor den Wald auf. Die Haltung eines Hundes unterstützt dies noch.

Für die jüngeren Menschen, insbesondere in der Stadt Lebende, ist der Aufenthalt im Wald jedoch häufig kein Thema mehr. Im Jahr 1990 haben noch fast drei Viertel aller hiesigen Kinder im Freien gespielt, heute sind es in den Industrienationen weit weniger als die Hälfte (u. a. Brämer 2018a). Die Kinder leben hauptsächlich in Innenräumen, verbringen mehr Zeit vor Bildschirmen als im Freien. Dies bestätigt auch eine deutsche Umfrage über die Zeit, in der Jugendliche und Erwachsene bis 29 Jahren Medien nutzen (ARD und ZDF 2019). So lag der durchschnittliche Medienkonsum im Jahre 1964 bei etwa 210 Minuten pro Tag, wohingegen im Jahr 2015 durchschnittlich 560 Minuten vor bzw. mit einem digitalen Gerät verbracht wurden. Das entspricht ca. 9 Stunden täglich!

Ein stundenlanger Aufenthalt im Wald stellt somit für Kinder und Jugendliche häufig eine ganz neue Erfahrung dar (Scobel 2018) und erinnert sie höchstens daran, wie sie „mit der Oma im Wald spazieren gingen". Für Jugendliche ist Natur per se eher unattraktiv, da dort kaum neue soziale Kontakte geschaffen werden können (Dean et al. 2018). Diese „Entfremdung von Natur" ist jedoch nicht nur bei Kindern, sondern auch bei Erwachsenen mittleren Alters stark verbreitet. In unserer heutigen Gesellschaft hat eine fundamentale Werteverschiebung hin zu sitzenden (indoor) Aktivitäten mit elektronischen Medien stattgefunden, die mit einer verringerten bzw. nicht mehr vorhandenen Wertschätzung der Natur einhergeht (Pergams und Zaradic 2006). Nur Menschen mit einem höheren Lebensalter scheinen auch heute noch den Lebensraum Natur mit seiner Artenvielfalt deutlich höher wertzuschätzen, da mit ihm oftmals persönliche Erinnerungen verbunden sein können.

Trotz alledem scheint der Wald wieder mehr an Bedeutung zu gewinnen. Dies zeigt eine Bevölkerungsumfrage, in der festgestellt wurde, dass Natur für die deutsche Bevölkerung zu einem guten Leben dazu gehört und mit Gesundheit und Erholung assoziiert ist (Bundesamt für Naturschutz 2012). Auch eine Auswertung unterschiedlicher Online-Quellen (z. B. Blogs, Foren etc.) geht in diese Richtung und weist darauf hin, dass den Deutschen die Natur wichtiger geworden ist. Lag der Wert Natur im Jahre 2016 noch auf Platz vier, so konnte er sich jetzt die Spitzenreiterposition sichern und wurde sogar wichtiger als der Wert Gesundheit beurteilt (Brämer 2018b).

2.2 Der Wald im Kontext mit den Erkenntnissen über Naturräume

Natürliche Umgebungen tragen zur Erholung von emotionaler und kognitiver Erschöpfung bei (Kaplan und Kaplan 1989). Natur bietet ideale Bedingungen zur Sinn- und Persönlichkeitsfindung: Stimulierende Farben, Formen, Gerüche und Gefühle lassen den Menschen Abstand zum Alltag gewinnen und fördern Entspannung und Wohlbefinden. Das schafft gute Voraussetzungen für eine bessere Selbstreflexion (Ragettli et al. 2017). Der Aufenthalt in der Natur wirkt positiv auf Stimmung und Konzentration, schafft Kontrasterlebnisse und ermöglicht Stressabbau durch umfassende psychische und emotionale Entspannung (Bundesamt für Naturschutz 2018).

Theoretische Konstrukte

Naturaufenthalte haben stärkere positive Effekte auf den Menschen als urbane Gegenden, dies erkannte bereits einer der Begründer der sog. Ökopsychologie (Wohlwill 1983). Dieses Forschungsgebiet befasst sich mit den gesundheitsfördernden Aspekten der Interaktionen des Menschen mit der Natur, und seine Vertreter entwickelten dazu drei Theorien: die Theorie des Stressabbaus durch natürliche Landschaften, die Aufmerksamkeits-Wiederherstellungs-Theorie und die Biophilie-Hypothese.

Die *Theorie des Stressabbaus* (Ulrich 1981) zielt darauf ab, dass der Anblick einer Landschaft in einer sofortigen affektiven, d. h. nicht willentlich gesteuerten Zu- oder Abneigung resultiert. Der Erholungseffekt in der Natur beginnt offensichtlich innerhalb kürzester Zeit, d. h. in den ersten Minuten. Vor allem, wenn vorher eine akute Stressbelastung durchlebt wurde, soll der Anblick von Naturlandschaften deutlich stressreduzierend wirken. Schon eine einfache, aber vielzitierte experimentelle Studie mit Patienten nach einer Gallenoperation zeigt (Ulrich 1984), dass die Heilung schneller erfolgte, der schmerzstillende Medikamentenverbrauch niedriger war und die Patienten zudem drei Tage früher entlassen werden konnten, wenn sie in einem Zimmer mit Ausblick ins Grüne lagen – im Gegensatz zu denjenigen, die eine Wand gegenüber dem Fenster anblickten.

Nahezu alle Landschaftstypen wirken ähnlich erholsam auf den Menschen (Ulrich et al. 1991), vorausgesetzt es wird kein Gefühl von Unsicherheit oder Gefahren vermittelt, beispielsweise durch stark unstrukturierten oder dichten Wald.

Unter der *Theorie zur Wiederherstellung von Aufmerksamkeit* (Kaplan und Kaplan 1989) wird eine anstrengungslose oder unfokussierte Aufmerksamkeit auf die Komplexität von Landschaftsanteilen sowie eine gewisse Faszination, die von abwechslungsreichen Landschaften ausgeht, verstanden. Diese Theorie stellt die Wichtigkeit von kognitiven Mechanismen heraus. Grundannahme ist dabei, dass Menschen nur eine begrenzte Kapazität oder Energie/Zeit für gerichtete Aufmerksamkeit zur Verfügung haben; gehen sie darüber hinaus, kann das zur mentalen Erschöpfung führen. Besucht dann ein geistig erschöpfter Mensch eine Naturlandschaft wie einen Wald, kommt er zur Ruhe und stärkt seine geistigen Ressourcen wieder, da die Natur keine gelrichtete, d. h. fokussierte Aufmerksamkeit abverlangt. Vier grundlegende Eckpfeiler sollen dafür wesentlich sein: Das Fehlen von täglichen Stressoren und Problemen/Aufgaben, das Gefühl der emotionalen Verbundenheit mit der Natur und eine gewisse Faszination, die durch die Landschaft ausgeübt wird, sodass automatisch die Aufmerksamkeit freiwillig darauf fällt. Ergänzt werden diese drei Faktoren durch eine notwendige Kompatibilität zwischen der Person und ihrer Vorlieben für die Natur. Die wichtigste Komponente ist der Aspekt der Faszination einer Landschaft bzw. Natur. Der dabei stattfindende Erholungsprozess wird nach der Kaplan'schen Theorie mit vier Stadien beschrieben: zunächst das „Kopf-frei-Bekommen", indem das mentale Gedanken-Wirrwarr mehr und mehr verstummt. Die zweite Stufe der Entspannung beschreibt das „Aufladen" neuer unfokussierter, d. h. freier Aufmerksamkeit. Diese beiden ersten Phasen führen zu einem ruhigen, ohne von einer Gedankenflut überwältigten Zustand. Jetzt – und dies stellt Phase 3 dar – ist der Mensch wieder fähig, seine eigenen Ideen und Gedanken wahrzunehmen. Die vierte und tiefste Entspannungsphase erlaubt dann eine Reflexion über das eigene Leben, die gesteckten Ziele, persönlichen Prioritäten sowie von Möglichkeiten und Chancen, die das Leben bieten könnte.

Die Natur bietet somit eine Vielzahl an unterschiedlichen Stimuli, die eine psychische Erholung ermöglichen, da keine länger anhaltende fokussierte Aufmerksamkeitsleistung aufrechtzuerhalten ist. Die Natur vermittelt das Gefühl, „weg zu sein" von Routineaufgaben und Gedanken, und lenkt sanft die Aufmerksamkeit auf kurzweilige interessante, auch entspannende Inhalte ohne Fixierung.

Die *Biophilie-Hypothese* (Wilson 1984) basiert auf dem gleichnamigen Begriff, der erstmals von dem Psychoanalytiker Erich Fromm in den 30er-Jahren entwickelt wurde (Becker 2009). Diese Theorie geht davon aus, dass der Mensch ein evolutionär bedingtes, genetisch verankertes Bedürfnis besitzt, sich Lebewesen sowie der Natur anzunähern, nicht nur physiologisch und morphologisch, sondern auch in Form von bestimmten sozialen und psychischen Prozessen. Letztlich soll damit das Überleben der Rasse Mensch im Ökosystem Erde ermöglicht werden. Diese Hypothese wird allerdings kontrovers diskutiert, weil der Mensch im Gegenteil auch (berechtigte) Angst hat, beispielsweise vor wilden Tieren, Schlangen oder Naturereignissen.

Naturaufenthalte

Neben den theoretischen Konzepten wird auch die emotionale Naturverbundenheit mehr und mehr thematisiert. *Naturverbundenheit* hat einen gesundheitsfördernden Effekt auf die mentale und emotionale Gesundheit.

Sie kann den Stresslevel reduzieren, das allgemeine Wohlbefinden steigern, und es bestehen Zusammenhänge zwischen fehlender Naturverbundenheit und unterschiedlichen mentalen bzw. psychischen Erkrankungen wie Depression, Angststörungen und Stress (Dean et al. 2018).

Von einem Naturaufenthalt profitieren *Menschen jeden Alters*, denn neben der Stressreduktion lässt eine Naturumgebung die körperliche Aktivität ansteigen (Kaczynski und Henderson 2007). Gerade bei Senioren zeigen Untersuchungen beispielsweise, dass sie einen Zuwachs an koordinativen Fähigkeiten aufweisen, wenn sie regelmäßig in der Natur unterwegs sind (Orr et al. 2016). Die Koordination wird durch das Gehen auf unebenen Wegen verbessert. Dies wirkt sich positiv im Sinne einer Reduzierung des Sturzrisikos aus. Ältere Menschen gehen grundsätzlich gerne in die Natur, da sie aus ihrer Sicht eine Möglichkeit für körperliche Aktivität, aber auch Geselligkeit eröffnet. Sie nehmen die Natur sehr detailliert wahr, betrachten die Pflanzenstrukturen, das Wachstum der Pflanzen oder den Jahreszeitenwechsel mit der herbstlichen Farbpracht deutlich intensiver und freuen sich darüber. Vielleicht enthält der Naturkontakt auch noch eine spirituelle Komponente: das Eins-Sein mit der Natur und den Lauf des Lebens, das Werden und Vergehen und Wieder-neu-Entstehen erkennen. Somit ist ein Naturaufenthalt für ältere Menschen nur zu empfehlen.

Auch wenn die Fortbewegungsmöglichkeiten bereits eingeschränkt sind, würden die Senioren gerne mehr die Natur genießen. So fühlen sich Altersheimbewohner subjektiv wohler, wenn sie in einem Zimmer mit Blick ins Grüne wohnen (Orr et al. 2016). Durch den Blick ins Grüne stellen sie eine individuell starke Verbindung zur Natur her und genießen bzw. erfreuen sich daran. Dies beeinflusst das subjektive Wohlbefinden positiv.

Die Entwicklung von Kindern wird durch den Aufenthalt in der Natur gefördert. Die Möglichkeiten zum freien Spielen und Lernen in der Natur fördern die kognitive, soziale und motorische Entwicklung von Kindern nachhaltig. Naturaufenthalte legen damit den Grundstein für Gesundheitsbewusstsein und Wohlbefinden (Gebhard 2010). Die unterschiedlichen nationalen waldpädagogischen Angebote fördern die Naturaufenthalte, Naturkontakte und das Wissen und Bedeutung dieser Kontakte.

Wälder sind Naturräume und erzielen hinsichtlich der Erholsamkeit einen vergleichbar hohen Wert wie Küstengegenden (White et al. 2013). Waldbesuche bedienen somit alle Aspekte der Naturverbundenheit. Erfahrungen zeigen, dass ein regelmäßiger Waldbesuch von mindestens 2-mal pro Woche die emotionale Naturverbundenheit deutlich fördern kann, wohingegen gelegentliche Naturaufenthalte keine emotionale Bindung aufrechterhalten können (Clifford 2018).

Um die Erholung in unseren Waldlandschaften zu fördern, wurde 1973 das nationale Waldgesetz um die Erholungsfunktion ergänzt. Zudem kam 1986 der „Erholungswald" ins Bundeswaldgesetz hinzu, der der Tages-, Wochenend-, Ferien- und Kurerholung dient.

Der Waldbesuch in Deutschland

In Deutschland gibt es etwa 2 Millionen Waldbesucher pro Jahr. Mountainbiker, Wanderer oder Spaziergänger berichten nach Waldbesuchen fast ausschließlich über positive Erlebnisse (Arzberger et al. 2015). Die Umfragen der Wissenschaftler zeigen, dass die abwechslungsreichen Sinneserfahrungen im Wald die größte Anziehungskraft auf den Waldbesucher ausüben (Schaffner und Suda 2008). Der Wald dient den Besuchern in erster Linie als Erholungs- und Erlebnisraum, in dem Natur erfahren werden kann. Die Ruhe, die gute Luft und das frische Grün sind waldestypische Sinneseindrücke, die die Erinnerung an einen Waldbesuch prägen und zu Erholung, Entspannung und Wohlbefinden führen (Schaffner und Suda 2008; Arzberger et al. 2015). Ein weiterer wichtiger Grund, den Wald zu besuchen, ist für viele Menschen, der Hektik und der Enge der Stadt zu entfliehen (Shin et al. 2010). Der Wald kann als „Sehnsuchtsort" zivilisationsmüder Städter angesehen werden (Nano 2017). Allerdings verändert sich in den letzten Jahren die Art der Waldnutzung: Zwar sind Wandern und Spazierengehen noch immer die beliebtesten Erholungsform im Wald, jedoch nehmen sportliche Aktivitäten wie Radfahren, Joggen und Nordic Walking deutlich zu (Lupp et al. 2017).

Waldbesuche mit Gleichgesinnten können neben dem physischen und psychischen auch das soziale Wohlbefinden fördern (Nievergelt und Widrig 2008). Sie fördern die Naturerfahrung im Sinne eines Gemeinschaftsgefühls und vermitteln Sicherheit und Zusammenhalt. Naturfremden Waldbesuchern kann es deshalb leichterfallen, sich dem unbekannten Naturrefugium zu öffnen, wenn sie nicht allein sind bzw. angeleitet werden. In urbanen Grünanlagen erholen sich grundsätzlich die meisten Menschen lieber in Begleitung (Staats und Hartig 2004).

Wald und Gesundheit

Den Wald zu genießen und sich an der frischen Luft zu bewegen tut dem menschlichen Wohlbefinden gut. Dies ist schon seit langem bekannt.

Die Menschen gehen aber nicht nur zur Erholung in die Wälder, sondern weil sie „vielleicht tief in sich spüren, dass es ihrer Gesundheit dient" (Höppe und Mayer 1983).

Nachdem bereits Ende des 19. Jahrhunderts von deutschen Wissenschaftlern die Vermutung geäußert wurde, dass Wälder gegen Cholera schützen können, wurde seit Anfang des 20. Jahrhunderts in Deutschland über die Erholungsfunktion des Waldes geforscht und der Einsatz des Waldklimas zu Gesundungszwecken untersucht. Aus dem Jahr 1928 stammt bereits eine umfangreiche Beschreibung der unterschiedlichen Phytonzide im Wald (Tokin und Kraack 1956).

Hintergrund war die zu dieser Zeit herrschende Lungentuberkulose, die mittels Klimatherapie in den Waldgebieten des Harzes oder des Schwarzwaldes behandelt wurde. Das Klimaexpositionsverfahren „Frischluft-Liegekur" (vgl. Abschn. 5.4.2) wurde im „Zauberberg" (Mann 1991) als Behandlungsregime für die Lungentuberkulose beschrieben. Damals gab es unzählige Lungen-Sanatorien in Deutschlands großen Waldgebieten wie im Harz und in der Schweiz.

Auch in Asien befasste man sich schon seit dem frühen 20. Jahrhundert mit der Frage, wie Waldgebiete die Gesundheit und Erholungsfähigkeit fördern bzw. unterstützen. Erst in den letzten Jahren „schwappte" die Welle des Shinrin-Yoku aus Asien nach Mitteleuropa, und der Aufenthalt im Wald und seine möglichen gesundheitlichen Auswirkungen erlangen mehr und mehr Bedeutung.

2.3 Was ist Waldbaden/Waldtherapie?

„Waldbaden" leitet sich vom japanischen Original „Shinrin-Yoku" ab (Lee et al. 2013). Shinrin-Yuko bedeutet wörtlich übersetzt *Eintauchen in die Atmosphäre des Waldes*". Frei übersetzt wird es auch häufig als „Waldbad" bzw. „Waldluftbad" umschrieben. In Japan wird Shinrin-Yoku auch als „forest therapy" oder „forest medicine" bezeichnet. Dabei ist „forest therapy" als ein Programm definiert, in dem Waldbaden für die Erhaltung der Vitalität und allgemeinen mentalen Gesundheit sowie für die Prävention von Erkrankungen vorgenommen wird (Imai 2013).

Die beiden deutschen Bezeichnungen „Waldtherapie" und „Waldbaden" sind nicht klar abtrennbar. Der Begriff „Waldbaden" sollte nach Meinung der Autorinnen dieses Buches eigentlich nur für den Aufenthalt von Gesunden im Wald angewendet werden. „Waldtherapie" schließt dagegen über die Gesundheitsförderung und Prävention hinaus noch therapeutische Maßnahmen oder Interventionen im Wald bei bestehenden Krankheitsbildern mit ein. Wenn mittels Waldtherapie Patienten behandelt werden sollen, dann bedarf es auch entsprechend geschultem, medizinischem Fachpersonals (vgl. Abschn. 5.2).

Shinrin-Yoku hat in Japan und Korea eine jahrzehntelange Tradition. Erstmals wurde der Begriff des Shinrin-Yoku 1982 vom Leiter der japanischen Forstverwaltung Tomohide Akiyama geprägt (Miyazaki 2018). Als Geburtsort des Shinrin-Yoku gilt der besonders ästhetische und mysteriös anmutende Akasawa Forest in Zentraljapan. So wurde 2006 im Akasawa Natural Recreational Forest der erste Waldtherapie-Stützpunkt eröffnet, wobei die Entwicklung der „Forest Therapy Stations" auf dem Kneipp-Konzept der Kurorte in Deutschland (Kagawa 2019) basiert. Stressgeplagte Japaner können dort von einem Arzt für Waldmedizin ein individuell angepasstes Programm unter Anleitung von qualifizierten Waldtherapeuten auf acht unterschiedlich anstrengenden Shinrin-Yoku-Wegen absolvieren. Voraus geht ein ärztlicher „Forest Therapy Check Up", bei dem dem Besucher ein eintägiges oder mehrtägiges Shinrin-Yoku-Programm verschrieben wird (Li 2018).

Beim Shinrin-Yoku geht es den Japanern darum, zur Ruhe zu kommen, sich treiben zu lassen und den Wald und seine speziellen Verhältnisse bewusst wahrzunehmen, um so wieder Kraft für den Alltag schöpfen zu können. Dabei werden auch leichte Spaziergänge oder Body-Mind-Übungen wie Tai Chi eingebaut. An dem angeleiteten Waldbaden kann die gesamte Bevölkerung teilnehmen. Es gehört aber auch mittlerweile zur modernen Standardmedizin in Japan (3sat 2018; Scobel 2018). Die internationale Gesellschaft für Natur- und Waldmedizin (INFOM) befasst sich mit der „Forest medicine", jedoch überwiegend im präventiven Sinne (Li 2012).

So sollen in ganz Japan über 100 Waldtherapiezentren etabliert werden, damit jedem stressgeplagten Japaner ein einfacher Zugang zum gesundheitsfördernden Shinrin-Yoku ermöglicht wird. In Japan sind bereits 63 Waldtherapiezentren vorhanden. Die Zentren sind zertifiziert (u. a. zertifizierte Shinrin-Yoku-Wege, geschulte Therapeuten, medizinische Einrichtungen mit Testung der Herz-Kreislauf-Funktion oder Stressbelastung, gesunde Verpflegung, gute Verkehrsanbindung, angepasste Infrastruktur) (Immich 2018). „Nach japanischem Verständnis ist die Waldtherapie die Praxis von gesundheitsfördernden Freizeitaktivitäten in einer Waldumgebung, die unter Aufsicht medizinisch geschulten Personals durchgeführt wird, die zu einer ganzheitlichen Steigerung von Gesundheit und Wohlbefinden führt und nachweisbare Entspannungseffekte bewirkt" (Adamek 2018; Immich 2018). Es gibt aber auch Shinrin-Yoku-Pogramme, in denen die Teilnehmer körperlich aktiv sind und z. B. Holzfällarbeiten durchführen bzw. Holz sägen (Uehara 2017).

In Südkorea wird die Gesundheitsförderung in der Lebensspanne als staatliche Aufgabe in Form von „Forest Welfare" und „Forest Therapy" gefördert und umgesetzt (Park 2018). Durch unterschiedliche Projekte und Programme im Wald, wie Waldkindergärten, Aktiv-Programme für Kinder, Jugendliche und junge Erwachsene oder Erholungsprogramme für Berufstätige, Eltern und Senioren, soll das Gemeinwohl gesellschaftlich verstärkt in den Mittelpunkt gerückt werden. Einkommensschwache bzw. Menschen mit Beeinträchtigungen werden finanziell unterstützt, um ihnen einen einfachen Zugang zu den unterschiedlichen Programmen in den Wäldern zu ermöglichen.

International wird Waldtherapie durch die amerikanische „Association of Nature and Forest Therapy ANFT" vorangetrieben. Dort liegt der Fokus der Waldtherapie weniger auf Spazieren oder einfach Entspannen im Wald, sondern vielmehr auf dem „Eintauchen" in den Wald. Die Waldtherapie legt ihren Fokus auf die „Verbindung mit der Natur" (Cliffort 2018). Achtsamkeit spielt hier eine besondere Rolle.

Auch in Finnland, Frankreich, Irland, Luxemburg, Schweden, Österreich und Südtirol wird Walderholung – zum Teil staatlich gefördert – durchgeführt. In Dänemark werden Menschen mit stressbedingten Erkrankungen in einem Therapiewald bzw. einem Waldtherapiegarten behandelt. In Deutschland ist ein erster Heilwald in Mecklenburg-Vorpommern eröffnet worden, der sich schwerpunktmäßig an Rehabilitationspatienten, chronisch Kranke und Senioren richtet, aber auch der gesunden Bevölkerung und Gästen offensteht. Auch in den anderen Bundesländern zeichnet sich eine massive Entwicklung zur Waldtherapie hin ab. Allerdings werden unter einer uneinheitlichen Namensgebung auch inhaltlich unterschiedliche Programme angeboten.

Das Shinrin-Yoku wird in Japan und anderen Ländern durch „Forest Therapy Guides" oder „Forest Therapists" o. Ä. angeleitet. In Deutschland gibt es zahlreiche Coaches aller Art. Für eine entsprechende und nachweisbare Qualität wird diese Aufgabe jedoch zukünftig von dafür speziell ausgebildeten Fachkräften ausgeführt werden müssen (vgl. Abschn. 5.2).

Zum „Eintauchen in die Waldatmosphäre" gehört – gemäß der Bedeutung des Wortes Shinrin-Yoku- als Erstes die spezielle Atmosphäre, die zu einem wichtigen Teil aus dem speziellen Waldklima besteht. Dazu kommen dann noch die weiteren Elemente des Waldes wie seine Ästhetik.

Die Waldatmosphäre wird vom Menschen mit all seinen *Sinnen* aufgenommen:

- Die Augen empfangen unterschiedliche Lichtverhältnisse, zumeist Dämmerlicht und sehen die Waldstrukturen und verschiedene Farben.
- Der Geruchssinn nimmt neue Eindrücke wahr, z. B. den Geruch von Holz und Erde.

- Man hört seltene Geräusche, wie Vogelstimmen, das Rascheln der Blätter oder Plätschern eines Baches.
- Mit den taktilen Sensoren der Hände können neue Materialien erspürt werden (Blätter, Rinde etc.).
- Der Geschmackssinn wird z. B. durch das Probieren von Beeren angesprochen.

Das Ansprechen eines jeden einzelnen der fünf Sinne hat zahlreiche gesundheitsfördernde, beruhigende, körperliche und emotionale Auswirkungen (vgl. Abschn. 3.4).

Es kann grundsätzlich davon ausgegangen werden (vgl. auch Studienlage Kap. 4), dass der Aufenthalt im Wald *beruhigend und entspannend* ist. Die entspannende Wirkung des Waldes kann durch bloßes Ruhen erfahren werden, bei Meditationen und Body-Mind-Verfahren wie Yoga oder Qigong. Außerdem motiviert der Wald ganz hervorragend zur körperlichen Aktivität, die allerdings während des Shinrin-Yoku nur leicht sein sollte. Bewegung, z. B. in Form von Waldspaziergängen oder Wandern, wirkt bekanntermaßen entspannend und hat zudem noch zahlreiche weitere gesundheitsfördernde Effekte. Somit ist auch die Compliance für wohldosierte und therapeutisch angeleitete klimatische Terrainkur (vgl. Abschn. 5.4.2), Wandern, Gymnastik, Tai-Chi-Übungen (vgl. Abschn. 5.4.1) im Wald deutlich höher als z. B. in einer Gymnastikhalle.

Für das Wohlbefinden des sich im Wald aufhaltenden Menschen spielt jedoch auch – unabhängig von sonstigen Effekten – der *Zustand des Waldes* eine große Rolle, wobei sich der Aufenthalt in einem gepflegten bzw. bewirtschafteten Wald positiver auf das Wohlbefinden auswirkt als der in einem verrottenden Wald. Wichtige Voraussetzung für das Wohlbefinden ist auch die Sicherheit in den Wäldern, dies betrifft vor allem städtische Parkanlagen und städtische bzw. stadtnahe Wälder.

Bei allem Positiven für die Gesundheit des Menschen ist es aber auch wichtig, auf die „*Gesundheit der Wälder*" zu achten. „Natürlich ist es wichtig, dass die Menschen wieder mit offenen Augen und allen Sinnen durch den Wald gehen und die Schönheit dieses Lebensraums besser begreifen", lautet das Credo eines Försters (Schreder 2018). Er macht aber auch unmissverständlich darauf aufmerksam, dass Bäume pflanzliche Lebensformen sind, die wachsen, sich vermehren und sterben. Außerdem befindet man sich im Wald im Lebensumfeld vieler Tiere. Deshalb sollte man den Respekt vor dem Lebensraum Wald mit all seinen Bewohnern nie vergessen.

Literatur

3sat (2018) Wunderwerk Wald. Mediathek. http://www.3sat.de/page/?source=/nano/umwelt/191816/index.html. Zugegriffen am 19.12.2018

Adamek MH (2018) Im Wald sein. Optimum Medien & Service GmbH, München

ARD und ZDF (2019) Tägliches Zeitbudget für die Mediennutzung in Deutschland in ausgewählten Jahren von 1964 bis 2015 (in Minuten). In: Statista – das Statistik-Portal. https://de.statista.com/statistik/daten/studie/462835/umfrage/zeitbudget-fuer-mediennutzung-in-deutschland/. Zugegriffen am 19.03.2019

Arzberger M, Gaggermeier A, Suda M (2015) Der Wald: ein Wohlfühlraum. LWF aktuell 107:9–13

Becker M (2009) Wie zeitgemäß ist Biophilie? Erich Fromm und die Pädagogik der Postmoderne. https://www.fromm-gesellschaft.eu/images/pdf-Dateien/Becker_M_2009.pdf. Zugegriffen am 19.03.2019

Brämer R (2018a) Abschied von der Natur? Facetten einer schleichenden Naturentfremdung. Studien zur Natur-Beziehung in der Hyperzivilisation. https://www.natursoziologie.de/files/ne-recherche-02_1803241530.pdf. Zugegriffen am 19.03.2019

Brämer R (2018b) Werteindex Natur. https://www.natursoziologie.de/files/4-werte-index_1807291841.pdf. Zugegriffen am 19.03.2019

Bratman GN, Hamilton JP, Daily GC (2012) The impacts of nature experience on human cognitive function and mental health. Ann N Y Acad Sci 1249:118–136

Bundesamt für Naturschutz (2012) Erholung und Wohlbefinden. https://natgesis.bfn.de/fachwissen-gesundheit/gesundheitsfoerderung-und-praevention/erholung-wohlbefinden.html. Zugegriffen am 19.03.2019

Bundesamt für Naturschutz (2018). https://natgesis.bfn.de/fachwissen-gesundheit/gesundheitsfoerderung-und-praevention/erholung-wohlbefinden.html. Zugegriffen am 26.07.2018

Bundesministerium für Ernährung und Landwirtschaft (BMEL) (2017) Waldbericht der Bundesregierung 2017. Kurzbericht. https://www.bmel.de/SharedDocs/Downloads/Broschueren/Waldbericht2017Kurzfassung.pdf?__blob=publicationFile. Zugegriffen am 19.03.2019

Bundesministerium für Ernährung und Landwirtschaft (BMEL) (2018) Der Wald in der Weltgeschichte – eine Zeitreise durch unser Waldkulturerbe. Bonn. https://www.bmel.de/SharedDocs/Downloads/Broschueren/Waldkulturerbe-ZeitstrahlA4.pdf;jsessionid=4ECB75C26D57CBD9B4B9C7C764B62D41.1_cid288?__blob=publicationFile. Zugegriffen am 19.08.2018

Bundesministeriums für Ernährung und Landwirtschaft (BMEL) (2019) Dritte Bundeswaldinventur 2012. https://www.bundeswaldinventur.de/. Zugegriffen am 19.03.2019

Clifford A (2018) Your guide to forest bathing. Conari Press, Newburyport

Dean JH, Shanahan DF, Bush R, Gaston KJ, Lin BB, Barber E, Franco L, Fuller RA (2018) Is nature relatedness associated with better mental and physical health? Int J Environ Res Public Health 15:1371

Forstbotanischer Garten und Pflanzengeographisches Arboretum der Universität Göttingen (2019) Im Reich der Bäume – von Hexenhaar und Holzpantoffeln. http://www.uni-goettingen.de/de/im+reich+der+b%c3%a4ume/10235.html. Zugegriffen am 19.03.2019

Gebhard U (2010) Wie wirken Natur und Landschaft auf die Gesundheit, Wohlbefinden und Lebensqualität? In: Bundesamt für Naturschutz (Hrsg) Naturschutz & Gesundheit. Allianzen für mehr Lebensqualität, Bonn. https://www.bfn.de/fileadmin/MDB/documents/ina/vortraege/2011/2011-Naturbewusstsein-Gebhard.pdf. Zugegriffen am 20.03.2019

Höppe P, Mayer H (1983) Bioklimatische Aspekte des Waldklimas. Z Phys Med Balneol Med Klimatol 12:5–11

Imai M (2013) An introduction to the Forest Therapy Society of Japan, Forest Therapy® and Forest Therapists®. In: Li Q (Hrsg) Forest medicine. Nova Science Publishers, New York

Immich G (2018) Shinrin-yoku: Symposium Waldmedizin. AFZ Wald 16:14–16

Kaczynski AT, Henderson KA (2007) Environmental correlates of physical activity: a review of evidence about parks and recreation. Leis Sci 29:315–354

Kagawa T (2019) Entwicklung der Forest Therapy Stations in Japan am Beispiel von Okutama. Schriftliche Mitteilung an Gisela Immich, LMU München am 15.02.2019

Kaplan R, Kaplan S (1989) The experience of nature. A psychological perspective. Cambridge University Press, New York

Keller HE (2018) Wagners Wälder – Beobachtungen zu Siegfrieds Waldleben. https://uni-salzburg.at/fileadmin/oracle_file_imports/1079186.PDF. Zugegriffen am 19.03.2019

Lee J, Park BJ, Tsunetsugu Y, Miyazaki Y (2013) Forests and human health – recent trends in Japan. In: Li Q (Hrsg) Forest medicine. Nova Science Publishers, New York

Li Q (2012) Forest medicine. Nova Science Publishers, New York

Li Q (2018) Shinrin-yoku. The art and science of Forest Bathing. Penguin Life Random House, London

Lupp G, Förster B, Kantelberg V, Weber G, Pauleit S (2017) Stadtwald 2050. Endbericht. Lehrstuhl für Strategie und Management der Landschaftsentwicklung, Wissenschaftszentrum Weihenstephan, Technische Universität München

Mann T (1991) Der Zauberberg, 18. Aufl. Fischer Taschenbuch, Frankfurt

Miyazaki Y (2018) Shinrin yoku. Heilsames Waldbaden. Irisiana, München

Nano (2017) Wunderwelt Wald. Sendung vom 25.04.2017, 3Sat. http://www.3sat.de/mediathek/?mode=play&obj=66192. Zugegriffen am 20.03.2019

Nievergelt B, Widrig R (2008) Warum macht der Wald gesund? Runder Feldtisch in Bad Ragaz am 17. April 2008. Arbeitsgemeinschaft für den Wald, Schweiz

Orr N, Wagstaffe A, Briscoe S, Garside R (2016) How do older people describe their sensory experiences of the natural world? A systematic review of the qualitative evidence. BMC Geriatr 16:116

Park BJ (2018) Forest welfare policy in South Korea. Poster Präsentation am 2. Internationalen Kongress „Gesundheitspotential Wald" in Krems, Österreich vom 6.–7. November 2018

Pergams OR, Zaradic PA (2006) Is love of nature in the US becoming love of electronic media? 16-year downtrend in national park visits explained by watching movies, playing video games, internet use, and oil prices. J Environ Manag 80:387–393

Ragettli M, Flückiger B, Röösli M (2017) Auswirkungen der Umwelt auf die Gesundheit. Studie im Auftrag des Bundesamts für Umwelt der Schweizerischen Eidgenossenschaft. SWISS Tropical and Public Health Institute, Basel

Schaffner S, Suda M (2008) Erholungseinrichtungen im Urteil der Bürger – Sinnliches Naturerleben im Wald wichtiger als Wege, Hütten, Ruhebänke. LWF aktuell 62:12–15

Schreder T (2018) Zitat Lebensraum Wald. In: Förg N (Hrsg) Die Waldbademeisterin. Münchner Merkur extra vom 7. April 2018

Scobel G (2018) Patient Wald. Um unsere Wälder ist es schlecht bestellt. 3sat Scobel Wissensmagazin. http://www.3sat.de/scobel/190683/index.html. Zugegriffen am 31.08.2018

Shin WS, Yeoun PS, Yoo RW, Shin CB (2010) Forest experience and psychological health benefits: the state of the art and future prospect in Korea. Environ Health Prev Med 15:38–47

Staats H, Hartig T (2004) Alone or with a friend: a social context for psychological restoration and environmental preferences. J Environ Psychol 24:199–211

Tokin BP, Kraack E (1956) Phytonzide. Volk und Gesundheit, Berlin

Uehara I (2017) Therapy in forests in Japan. Vortrag im Rahmen des 1. Internationalen Kongresses „Gesundheitspotential Wald" zur Eröffnung des 1. Kur- und Heilwaldes in Heringsdorf, Usedom vom 13.–14. September 2017

Ulrich RS (1981) Natural versus urban scenes: some psychophysiological effects. Environ Behav 13:523–556

Ulrich RS (1984) View through a window may influence recovery from surgery. Science 224:420–421

Ulrich RS (1993) Biophilia, biophobia, and natural landscapes. In: Kellert SR, Wilson EO (Hrsg) The biophilia hypothesis. Island Press, Washington, DC

Ulrich RS, Simons RF, Losito BD, Fiorito E, Miles MA, Zelson M (1991) Stress recovery during exposure to natural and urban environments. J Environ Psychol 11:201–230

White MP, Alcock I, Wheeler BW, Depledge MH (2013) Coastal proximity, health and well-being: results from a longitudinal panel survey. Health Place 23:97–103

Wilson EO (1984) Biophilia. Harvard University Press, Cambridge

Woelm E (2006) Mythologie, Bedeutung und Wesen unserer Bäume. Monsenstein und Vannerdat, Münster

Wohlwill JF (1983) The concept of nature. In: Altman I, Wohlwill JF (Hrsg) Human behavoir and environment. Springer, Plenum Press, New York

3

Die Atmosphäre des Waldes: Das Waldklima und seine gesundheitlichen Auswirkungen

Inhaltsverzeichnis

Shinrin-Yoku umschreibt das „Bad in der Atmosphäre des Waldes". In diesem Kapitel geht es um die Atmosphäre des Waldes. Sie basiert auf den besonderen klimatischen Faktoren der Wälder und deren Austausch mit der Umgebung und der Gesamtatmosphäre. Wir nehmen die Waldatmosphäre, zu der auch die Struktur des Waldes und seine Ästhetik gehören, mit all unseren Sinnen wahr und verarbeiten sie. All diese einzelnen Elemente der Waldatmosphäre haben konkrete gesundheitsfördernde oder gar therapeutische Wirkungen, die ebenfalls aufgezeigt werden.

3.1 Das Waldklima

Das Klima im Inneren des Waldes unterscheidet sich erheblich vom Freiland. Die Wälder weisen ein *eigenes Lokalklima* auf, das je nach Baumart, Belaubung, Höhe der Bäume und Dichte des Bestandes unterschiedlich sein kann. Zusätzlich werden die klimatischen Verhältnisse im Waldinneren vertikal abgestuft und in den Kronenraum, Stammraum und Bodenbereich unter-

© Springer-Verlag GmbH Deutschland, ein Teil von Springer Nature 2019
A. Schuh, G. Immich, *Waldtherapie – das Potenzial des Waldes für Ihre Gesundheit,*
https://doi.org/10.1007/978-3-662-59026-3_3

schieden. Das Kronendach eines Waldes ist die äußere aktive Oberfläche, mit der er sich gegenüber der Atmosphäre abgrenzt, es reguliert den Energie- und Stoffaustausch und führt zur Ausbildung des speziellen Waldinnenklimas. Das für den Aufenthalt des Menschen im Wald eigentlich relevante Waldklima befindet sich im Stammraum und am Waldboden.

Das Waldklima ist überwiegend gesundheitsfördernd und weist eine Schutzfunktion gegenüber klimatischen bzw. aktuellen Wettereinflüssen sowie zahlreichen Umwelteinflüssen auf. Es zeichnet sich durch folgende Eigenschaften aus:

- Schutz vor starker Sonnenstrahlung
- Schutz vor Hitze und Kälte, ausgeglichene Temperaturverhältnisse
- Erhöhte Luftfeuchtigkeit
- Schutz vor Niederschlägen
- Verminderte Windgeschwindigkeit
- „Grüne Lunge", Sauerstoffproduktion
- Schutz gegen Luftverschmutzung
- Gasaustausch mit Atmosphäre durch Emission von flüchtigen organischen Verbindungen

Im weiteren Sinne gehören zum Waldklima auch

- Lärmschutz, Dämpfung von Lärm
- Schonendes Lichtklima, Dämmerlicht
- „Würzige" Waldluft
- Weicher Waldboden
- Waldgeräusche

Die Faktoren des **Waldklimas** sind im Einzelnen (Tab. 3.1):

Sonnenstrahlung
Der Eintrag der Sonnenstrahlung in den Wald wird durch die Baumarten, die Dichte der Nadeln und Blätter sowie durch die Jahreszeit und den Sonnenstand bestimmt. Im Nadelwald und während der Vegetationsphase der Laubbäume von Frühjahr bis Herbst erreicht nur wenig Strahlung tagsüber den Stammraum. In einem dichten Laubwald werden 15–20 % der Globalstrahlung reflektiert, 70–80 % absorbiert und nur 5–10 % dringen im Stammbereich bis zum Boden durch (Mayer 2003; Trenkle 1989). Im einheimischen Nadelwald wird das Sonnenlicht noch stärker als im Laubwald abgeschattet. So erreichen ganzjährig im dichten Fichtenwald nur 5 % des Sonnenlichts

Tab. 3.1 Elemente des Waldklimas und ihre gesundheitsfördernden Wirkungen

Elemente des Waldklimas	Anmerkungen	Gesundheitsfördernde Wirkungen
Sonnenstrahlung	Strahlungsintensität (Infrarot, sichtbares Licht, UV) deutlich vermindert, insb. im Bodenbereich. Nadelwald schirmt stärker ab als Laubwald.	Strahlung wird an der Krone reflektiert und absorbiert, kaum Strahlung dringt ein. Im Winter: Abstrahlung von der Krone, in Bodennähe kaum Abstrahlung, dadurch weniger Abkühlung. Winterlicher Laubwald weniger Abschattung.	Schutz vor Wärmebelastung, Lichtschutz, Hautschutz.
Lufttemperatur	Am Tag und im Sommer kühler als Umgebung, vor allem in Bodennähe. Im Winter im Nadelwald wärmer. Keine Extremwerte.	Durch geringe Strahlungsintensität (s. o.) und Verdunstung. Verdunstung Kronendach (Interzeption), Blätter und Nadeln (Transpiration), Waldboden (Evaporation). Bei Buchenwäldern am stärksten. Bei Schlechtwetter ausgleichende Wirkung von Wäldern.	Schutz vor Wärmebelastung, Kälteschutz. Ausnahme: Lichtungen.
Luftfeuchtigkeit	Immer hoch, da Blätter und Nadeln Wasserdampf abgeben.	Luftfeuchtigkeit nachmittags ca. 5–10 % höher. In dichten Beständen höher als in lockeren.	Cave (!): An sehr heißen Tagen Schwüle möglich.

(Fortsetzung)

Tab. 3.1 (Fortsetzung)

Elemente des Waldklimas		Anmerkungen	Gesundheitsfördernde Wirkungen
Niederschlag	Im Waldesinneren stark reduziert.	Bei schwachem Regen vollständiger Schutz. Bei stärkerem Regen Schutzwirkung bis zu 40 %.Schutzwirkung: Interzeption + Stammablauf + durchtropfender Anteil	Regenschutz,Schutz vor Auskühlung.
Wind	Im Wald stark reduziert.	Im Waldesinneren fast Windstille. Nadelbäume bieten stärkeren Windschutz als Laubbäume.	Windschutz, Schutz vor Auskühlung.
Gasaustausch mit Atmosphäre			
Sauerstoffproduktion	Eher unbedeutend.	Im Vergleich zum O_2-Gehalt Atmosphäre untergeordnet.	„Grüne Lunge"
Verminderte bzw. fehlende Luftverschmutzung/Filterwirkung	Filterung vor allem von festen Luftverunreinigungen (Partikel, insbes. Staub).Gase werden weniger gefiltert.	Hohe Luftreinheit im Inneren eines Waldes, jedoch an sehr heißen Sommertagen hohe Ozon-Werte in Laubwäldern möglich.	Entlastung der Atemwege.
BVOCs	Terpene und Isopren-Emission von Laub- und Nadelbäumen.	Wärme fördert Emission von Terpenen im Nadelwald und von Isopren im Laubwald.Ozonreduzierung durch BVOCs. Aber Laubbäume können wiederum Ozon-Vorstufen produzieren.	Noch ungeklärt.

Indirekte Waldklima-Faktoren

Ruhe	Lärm deutlich verringert.	Nadelwälder dämpfen besonders hohe Töne, jüngere Bestände sind schallschluckender	Lärmschutz.
Dämmerlicht	Lichtintensität vermindert	Vor allem im Waldinneren und in Bodennähe. Auch Lichtspiele und Wechsel Licht/Schatten. Grüne Farbe: positive Stimmung.	Beruhigung, Entspannung. Psychische Stimulation.
Waldluft	Ätherische Öle, Harze und Aromastoffe, für Geruch vor allem Terpene (Nadelbäume) verantwortlich	„Typischer Waldgeruch". Vermehrte Emission von Terpenen bei warmen Temperaturen und nach Regen	Angenehmer Geruch, Verknüpfung mit Emotionen.
Waldgeräusche	Vielfalt der Geräusche abhängig vom Artenreichtum	Sonnenstand- und windabhängig: Licht = Bewegung und Geräusche; im Winter weniger Geräusche	Emotionale und psychische Wirkung.
Waldboden	Weich und abwechslungsreich	unterschiedliche Anforderungen beim Gehen	Gelenkschonend und koordinationsfördernd.

den Boden und in einem sehr dichten Fichtenbestand sogar nur noch 1 %. Auch die mittlere Lichtintensität in einem Wald aus Fichte, Tanne oder Kiefer ist deutlich reduziert und beträgt an einem sonnigen, wolkenlosen Himmel im Jahresmittel zwischen 2 % bis maximal 20 % (Kimmins 2003).

Deshalb schützt der Wald im Sommer vor hoher UV-Strahlung und vor der Wärmestrahlung der direkten Sonnenstrahlung. Der Schutz gegen zu starke Strahlung ist besonders stark im Waldinneren vorhanden, im Nadelwald stärker als im Laubwald, Nadelwälder spenden ganzjährig Schatten. Aber auch an nordexponierten Rändern von Wäldern ist man gegen intensive Sonnenstrahlung geschützt.

Lufttemperatur

Kommt man an einem heißen Sommertag vom Freiland in einen Wald, so spürt man plötzlich Kühle. Bei Schönwetterlagen erwärmt sich im Freiland die Luft nach Sonnenaufgang infolge der Sonneneinstrahlung rasch, im Waldesinneren dagegen bleibt es zunächst noch längere Zeit *kühl und feucht*. Die kühle Luft im Wald resultiert weitgehend daraus, dass nur wenig direkte Sonnenstrahlung in den Wald eindringen kann (s. o.). Kiefernbestände weisen – da sie lichter sind – etwas höhere Temperaturen auf als Fichten- oder Laubwälder (Flemming 1990).

Der Kronenraum erwärmt sich zuerst. In dicht belaubten Beständen setzt sich die Erwärmung vom Kronenraum zum Waldboden langsam, aber stetig fort. Die Tageshöchsttemperaturen liegen deshalb in Nadelwäldern und Laubwäldern im Sommer um 4–5 Grad unter denen des Freilandes.

Die niedrigeren Temperaturen des Waldinnenklimas im Sommer sind – neben der Tatsache, dass nur noch eine geringe Strahlungsmenge den Stammraum erreicht – auch Folge der starken *Verdunstung*. Die Gesamtverdunstung des Waldes setzt sich aus der Verdunstung des Kronendaches (Interzeption), der Blätter und Nadeln (Transpiration) und des Waldbodens (Evaporation) zusammen. Der Wald gibt etwa 70 % der empfangenen Niederschlagsmenge wieder an die Atmosphäre ab (Meyers Lexikon 1989). Wegen der großen Vegetationsoberfläche verdunsten im Wald etwa 15–25 % mehr Niederschläge als auf landwirtschaftlichen Flächen. An einem Sommertag kann ein Hektar Buchenwald mit etwa 100 Bäumen über 50.000 Liter Wasser verdunsten (was rund 330 gefüllten Badewannen entspricht – eine durchschnittliche Badewanne fasst 150 l). Dies macht sich besonders an heißen Tagen bemerkbar. Da für die Verdunstung viel Strahlungsenergie verbraucht wird, was zu einer Abkühlung führt, ist es im Inneren eines Waldes deutlich kühler als in der Umgebung. Zusammen mit der ohnehin geringeren

Strahlungsintensität im Waldesinneren erklärt die Verdunstung, warum das Waldklima während der Sommerzeit mehrere Grad kühler und feuchter als das Klima im Umland ist.

Bei den Laubwäldern bieten vor allem Buchenwälder diese deutliche Temperaturerniedrigung. Hinsichtlich ihrer Verdunstung unterscheiden sich Laub- und Nadelwälder nicht. Eine Untersuchung in einem Wald nahe Wien (Cervinka et al. 2014) ergab, dass an heißen Sommertagen ein Mischbestand aus Buche und Fichte, der vier unterschiedliche Baumhöhen (Schichten) und Überschirmungsflächen von ca. 75 % aufwies, die Hitze bereits deutlich erträglicher macht und die Probanden der Meinung waren, dass dieser Bestand für die Erholung dienlich ist. Die Abschirmung durch die Baumkronen spielt dabei eine herausragende Rolle, wobei 100 % Überschirmung am besten zur Bewältigung von Hitze geeignet ist (Cervinka et al. 2014).

Nachts und im Winter gibt der Wald dagegen die am Tag bzw. im Sommer gespeicherte Wärme nur langsam ab. Deshalb ist es an kalten Wintertagen im Nadelwald *wärmer* als in der Umgebung, im Mittel liegt die Lufttemperatur im Winter ca. 1 Grad über der Freilandtemperatur. Im Laubwald kommt es dagegen nach dem Blattverlust zu einer starken Abkühlung mit fast ungebremstem Regen und Schnee und einem ungehinderten Durchdringen der Sonnenstrahlung, ähnlich wie im Freiland.

Bei schlechtem Wetter macht sich die *ausgleichende Wirkung* von Wäldern besonders bemerkbar (Trenkle 1989). Große Temperaturschwankungen werden ebenso abgeschwächt wie heftige Winde und starke Windböen (s. u.).

In Waldlichtungen kann mehr Sonneneinstrahlung eindringen, und dort setzt sich die sommerliche Erwärmung bis in Bodennähe schneller fort. Die Durchlüftung ist aber geringer als im Freiland. Deshalb kann es bei sommerlichen Hochdrucklagen in Waldlichtungen bzw. gelichteten Beständen tagsüber deutlich wärmer und nachts deutlich kühler werden als im Umland (Trenkle 1989).

Luftfeuchtigkeit
Die relative Luftfeuchtigkeit ist im Wald wegen der geringen Luftbewegung und der im Kronenraum und am Waldboden wirksamen Verdunstungsflächen (s. o.) um 5–10 % höher als im Flachland (Trenkle 1989). Beim Vergleich mit einer nahegelegenen Großstadt wurden im Sommer im Stammraum eines Fichtenwaldes um bis zu 25 % höhere Werte festgestellt.

Der Wasserdampfdruck, d. h. die tatsächliche Menge an Wasserdampf in der Luft, ist in dichten Beständen höher als in lockeren. Am Tag steigt der Dampfdruck an und erreicht nachmittags mit etwa 1 hPa seinen Höchstwert

(Flemming 1990). Dies bewirkt eine Zunahme der relativen Luftfeuchtigkeit im Wald um etwa 5–10 %. Deshalb kann die relative Luftfeuchtigkeit im Sommer in den Wäldern höher sein als im Freiland (Höppe und Mayer 1983). An wolkenreichen, strahlungsarmen, warmen Sommertagen kann es infolge der Windarmut und der höheren Luftfeuchtigkeit im Wald schwül werden.

Bei Nebel „kämmt" der Wald vor allem an den Bestandsrändern große Mengen Nebelniederschlag aus (aus Nebel abgelagerte Tröpfchen), d. h., die als Kondensationskerne in den Nebeltröpfchen vorhandenen und die aufgrund der meist größeren Oberfläche des Nebeltröpfchens darin gelösten Schadstoffe werden dann ins Blatt aufgenommen und können dort gespeichert werden. Im Winter können Nebelfrostablagerungen an den Bäumen bizarre Bilder und ganz besonders ästhetische Waldeindrücke zeichnen.

Regen

Bei nur leichten und kurz andauernden Niederschlägen schirmt der Kronenbereich den Regen komplett ab (Höppe und Mayer 1983). Dabei schützt jede Baumart unterschiedlich stark vor Niederschlag. Um festzustellen, wie stark die Kronen den Regen abhalten, wurde der Kronenbenetzungsgrad, bis zu dem kein Tropfen zu Boden fällt, definiert. So werden bei Nadelbäumen 2–3 mm Regen im Kronenbereich abgehalten, und kein Tropfen fällt zu Boden. In einem Laubwald ist man vor einer Regenmenge von 1 mm komplett geschützt.

Auch bei stärkerem Regen, der über dem Kronenbenetzungsgrad liegt, vermindern die Bäume die Wassermenge noch erheblich, indem ein gewisser Anteil des Niederschlags bereits von den Blättern oder Nadeln im Kronenbereich verdunstet und so den Boden gar nicht erreicht. Dieser als Interzeption bezeichnete Vorgang kann bei Fichten 20–30 % und bei Buchen ca. 10 % des Regens betragen.

Außerdem fließt ein Teil des Niederschlags – in einer Größenordnung von 10–30 % – vom Kronenbereich entlang der Äste an den Stamm und am Stamm hinunter zu Boden. Der Stammablauf hängt von der Rauigkeit des Stammes ab. Bei Buchen kann der Stammabfluss 15 % und bei Fichten ca. 10 % des Niederschlags betragen.

Der Niederschlag im Wald setzt sich somit aus drei Komponenten zusammen: der Interzeption (Auffang), dem Stammablauf und dem durchtropfenden Anteil.

Auf den Blättern kann es zum vorübergehenden Anhaften des Wassers kommen. Dies geschieht durch den „Splash", das Zerplatzen von Regentropfen auf den Blättern oder durch die Bildung von Riesentropfen, bei denen sich viele kleine Tröpfchen vereinen. Deshalb kann man, unter einem Laubbaum stehend, auch von großen und schweren Tropfen getroffen werden. Insgesamt ist der Mensch im Wald bei schwachem Regen vollständig geschützt und bei stärkerem Niederschlag nur einer um bis zu 40 % verminderten Intensität ausgesetzt.

Wind

Wälder reduzieren die Windgeschwindigkeit vor allem im Stammraum.

Der Wind muss, wenn er auf den Wald auftrifft und dieser für ihn durch dichten Bewuchs ein Hindernis darstellt, auf der Luvseite aufsteigen, den Wald überströmen und auf der Rückseite, d. h. im Lee, wieder absinken (Abb. 3.1).

Im Kronenbereich wirkt der Winddruck, der Wald beginnt zu rauschen („Waldesrauschen"). Bei starkem Wind biegen sich die Kronen im Wind, es kommt zu Verwirbelungen und Turbulenzen, die den Wind manchmal auch in etwas tiefere Schichten des Waldes führen können. Horizontal dringt der Wind nicht sehr tief in den Wald ein. Bei Windgeschwindigkeiten um 3 Meter pro Sekunde herrscht nach 4 Metern im Waldesinneren nur noch eine Geschwindigkeit von 1 Meter pro Sekunde (Trenkle 1989). Ab dann ist nahezu Windstille. In Lichtungen kommt es allerdings zu Verwirbelungen, die vom Kronenraum ausgehen. Verlaufen Schneisen in der Hauptwindrichtung, kann es bei hohen Windgeschwindigkeiten zu einem Düseneffekt mit Windbruchschäden kommen. Auch wenn der heranwehende Wind sehr turbulent ist, kommt es zu einer austauschbedingten Kopplung der Luft im Waldinneren an die Außenluft. Damit werden räumliche Windunterschiede

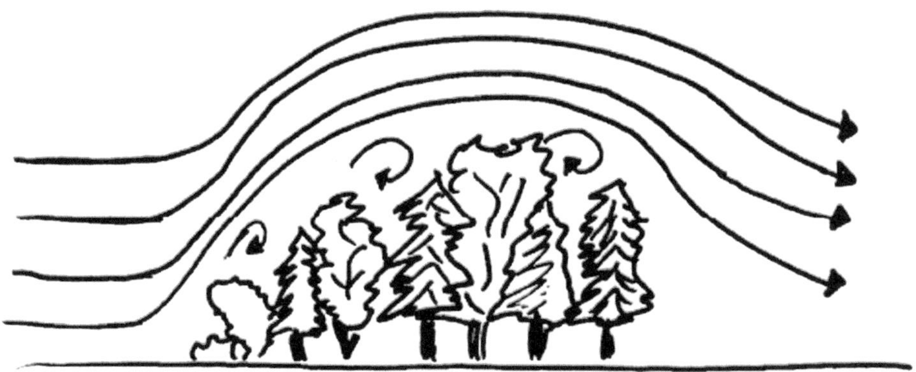

Abb. 3.1   Strömungsverlauf des Windes über Wald (Immich 2019)

ausgeglichen, auch im Wald weht Wind, und die Windschutzfunktion ist zumindest reduziert. Im Flachland ist die Windschutzwirkung des Waldes (Flemming 1990) stärker als im Hügelland.

Die stärkste Schutzwirkung haben Nadelwälder aufgrund der feinen Struktur der dichtstehenden Nadeln. Außerdem bieten sie ganzjährig Windschutz. Dies ist ein wichtiger Effekt, vor allem bei Küstenwäldern. Auch in Laubwäldern herrscht ebenfalls guter Windschutz. Die Schutzwirkung beider Waldarten ist umso besser, je dichter der Bestand ist und bei tiefhängenden Ästen. Überraschenderweise haben die kahlen Äste und Bäume eines winterlichen Laubwaldes noch immer die halbe Windschutzwirkung wie im belaubten Zustand, also noch verhältnismäßig viel (Flemming 1990).

An den dem Wind abgewandten Waldrändern findet man ein Übergangsklima mit geringeren Windgeschwindigkeiten. Es kommt durch das Aufwärtsströmen der Luft auf der dem Wald zugewandten Seite bzw. durch das Abwärtsströmen der Luft auf der dem Wind nun abgekehrten Seite (Lee) zustande. Dies betrifft eine horizontale Fläche von etwa dem 1,5-Fachen der Bestandshöhe an den Waldrändern. Nach dem Überströmen, beispielsweise eines dichten Tannenbestandes, ist die Windgeschwindigkeit auf der Leeseite (dem Wind abgewandten Seite) gegenüber dem Freiland um 70–80 % verringert.

Manchmal entsteht an den Waldrändern auch ein sog. Waldwind. Er ist eine Ausgleichsströmung zwischen dem kühleren Waldesinnern und dem wärmeren Umland und fließt aus dem Wald nach draußen. Seine Wirksamkeit reicht gewöhnlich aber nur 20–60 Meter weit (Trenkle 1989).

Sauerstoff

Die Wälder werden häufig als „grüne Lunge" bezeichnet. Dieser Begriff rührt von der Tatsache her, dass rein rechnerisch die Bruttoproduktion an Sauerstoff von etwa fünf einzeln stehenden großen Bäumen oder 20 Waldbäumen in einem Altbestand dem Tagesbedarf eines Menschen entspricht (Baumgartner 1977/78). Da das Sauerstoffangebot aus der Atmosphäre aber vollkommen ausreichend ist und der Mensch auch nicht mehr aufnehmen kann, handelt es sich um eine rein theoretische Überlegung, die im „wahren Leben" keine Rolle spielt, aber den Begriff der „grünen Lunge" geprägt hat.

Tatsache ist zwar (Mayer 1986), dass jedem Gramm assimilierten Kohlendioxids die Abgabe von 0,73 g Sauerstoff gegenübersteht. Legt man aber die Nettoassimilation mit der Respiration der Bäume (die nachts erfolgt und bei der O_2 aufgenommen und CO_2 abgegeben wird) zugrunde, zeigt sich, dass die Sauerstoffproduktion von Bäumen wegen des relativ großen Atmosphärenvorrats an O_2 für den Menschen nur eine untergeordnete Rolle spielt. Viel wichtiger ist die Speicherwirkung von Kohlendioxid im Blatt und im Stamm die im Kontext mit dem Klimawandel für unsere Umwelt elementar ist.

Saubere Luft

Ausgedehnte Waldgebiete stellen ein großes Reinluftreservoir dar, denn die Bäume verbrauchen Kohlendoxid und produzieren Sauerstoff. Außerdem filtern die Blätter und Nadeln der Bäume anthropogene Schadstoffe wie feste Partikel unterschiedlicher Größenordnung (Ruß- und Staubteilchen) oder gasförmige Beimengungen aus der Luft heraus. Ein gesunder hundertjähriger Baum kann z. B. pro Jahr ca. 1 Tonne Luftverunreinigungen filtern. Die *Filterwirkung* ist insbesondere abhängig von der Blattoberfläche. Mithilfe von Computersimulationen wurde beispielsweise errechnet, dass Bäume und Wälder in Kanada im Jahr 2010 rund 17,4 Millionen Tonnen Luftschadstoffe aus der Atmosphäre gefiltert haben (Nowak et al. 2014). Im europäischen Vergleich zeigen Douglasie und Fichte sowie Buche und Eiche aufgrund ihres großen Blattflächenindex eine hohe Aufnahmekapazität für Luftschadstoffe (Smidt 1999). Dabei kann 1 Hektar Fichtenbestand um den Faktor 1,5 mehr Staub aus der Luft filtern als ein reiner Buchenwald (Smidt 1999).

Luftverunreinigungen kommen in fester, flüssiger und gasförmiger Konsistenz vor: Die festen Partikel – das Aerosol – haben Teilchengrößen vom submikroskopischen bis in den Millimeter-Bereich. In ihrer Eigenschaft als Schadstoff teilt man die Aerosolteilchen je nach Größe in lungengängige, d. h. atembare Partikel (Feinstaub) und nicht atembare Partikel (Grobstaub) ein. Lungengängige Teilchen sind kleiner als etwa 10 µm und bestehen größtenteils aus Verbrennungsprodukten wie Ruß und in Brennstoffen enthaltenen Substanzen wie Schwermetalle und Schwefelverbindungen. Feinstaub mit noch geringeren Partikelgrößen stellt dabei ein besonderes Problem dar (s. u.). Grobstaubpartikel entstehen u. a. durch Straßenabrieb, zu ihnen gehören aber auch Blütenpollen und Milbenexkremente. Die gasförmigen Luftschadstoffe bestehen überwiegend aus Stickstoffdioxid, Kohlendioxid und ihren Reaktionsfolgeprodukten wie Ozon.

Gerade für *feste Partikel*, die auch als Aerosole bezeichnet werden, sind Wälder hervorragende Filter. Hier wirkt die große Oberflächen-Rauigkeit der Wälder. Wie stark diese Wirkung ist, hängt von der Partikelgröße und der Luftbewegung ab.

Wenn Wind, mit dem die Partikel herantransportiert werden, auf den Wald trifft, kann er kaum in den Wald eindringen (s. u.), sondern muss den

Wald praktisch überströmen. Je kleiner ein Teilchen und je größer die Windgeschwindigkeit ist, umso genauer folgen die Teilchen den Stromlinien der Luftbewegung. Dabei werden sie im Luv der Wälder angehoben und aufgrund der großen Rauigkeit der Kronen über den Wäldern verwirbelt. Auf der Leeseite der Wälder sinken die Partikel dann mit der Luftbewegung zu Boden. Bei starker Luftbewegung, d. h. bei Wind, ist die Filterwirkung durch den Wald am größten.

Wenn jedoch die Luftbewegung geringer ist, ist dieser Effekt schwächer, und die Teilchen sinken mehr in den Wald ab. Dann lagern sich die Partikel zunächst im Kronenbereich ab. Partikel können aber auch bei nur ganz leichter Luftbewegung bzw. kaum merkbarem Wind aus der Umgebung an den Wald herantransportiert werden. Dann können sie überhaupt nicht mehr über die Kronen hinausgetragen werden, sondern dringen direkt in den Waldrand ein und lagern sich auf Blättern, Nadeln und Zweigen ab, da diese die Teilchen aufgrund ihrer großen Rauigkeit festhalten. Somit können sich an Waldkanten hohe Schadstoffkonzentrationen ansammeln, wobei die horizontale Depositionsrate im Wald exponentiell abnimmt (Beier und Gundersen 1989). Ganz besonders filterwirksam sind dabei Fichtenbestände wegen der großen Anzahl ihrer feinen Nadeln und der damit großen Oberfläche. Unebene, behaarte Blätter wie von Weide und Hasel sind bessere Staubfänger als glatte Blätter. Deshalb kann man davon ausgehen, dass dichte Wälder, vor allem solche mit tiefhängenden Zweigen, eine sehr gute Filterwirkung gegen Luftverschmutzung aufweisen.

Bei Regen gelangen jedoch die am Kronendach und den tiefer liegenden Blättern abgelagerten Teilchen mit dem Regenwasser (s. o.) in den Stammbereich bzw. und in die Luft.

Deshalb kann sich bei Regen die überraschende Situation ergeben, dass im Niederschlag im Stammbereich – und damit dem Aufenthaltsbereich des Menschen – die Konzentration der partikelförmigen Beimengungen größer ist als außerhalb des Waldes. Die auf diese Weise entstehende Belastung der Luft ist allerdings größenordnungsmäßig weit gefächert. Somit kann die Waldluft bei Regen aufgrund der oben beschriebenen Interzeption und dem durchtropfenden Anteil dann doch mit Partikeln belastet sein. Die Partikel aus dem Kronendach gelangen mit dem Regen bzw. später mit Laubfall auch in den Boden, dem dadurch ebenfalls verstärkt Spurenstoffe zugeführt werden.

In der Luft des Waldesinneren sinkt die Konzentration von festen Teilchen von oben bis in den Stammbereich. Die bessere Luftqualität des Waldesinneren setzt sich auch noch in einem relativ schmalen Randstreifen leewärts des Waldes fort. Deshalb können Bäume und Wälder z. B. in Städten einen wichtigen Beitrag zur Luftreinheit bezüglich der partikelförmigen Schadstoffe leisten (Nowak et al. 2018).

Die Schutzwirkung gegen *gasförmige Beimengungen* wie Stickoxide, Schwefeldioxid, Ammoniak und Kohlendioxid ist allerdings – im Gegensatz zur landläufigen Meinung – bei weitem nicht so ausgeprägt wie bei den Partikeln und eher unbedeutend. Das Absorptionsvermögen der Pflanzen für Gase ist zwar nachgewiesen, aber begrenzt. Der verhältnismäßig kleine Anteil an Gasen, der die Wälder nicht einfach nur durchströmt (Jim und Chen 2008), sondern auch eine Filterwirkung erfährt, wird hauptsächlich über die Blätter aufgenommen und an den Oberflächen der Pflanzen absorbiert. Dabei kommt es zu einer Schädigung der Blätter und Nadeln. Aufgrund der direkten Beeinflussung des Zellstoffwechsels verfärben sie sich (vergilben oder verbraunen) und sterben ab. Auch wird ihre Resistenz gegen Frost und Schädlinge vermindert (Moll 2013).

Mehr als durch die Pflanze selbst werden die Gase durch an ihr haftendes Regenwasser absorbiert. Sind die gasförmigen Schadstoffe in Wasser gelöst (Regen, Nebel), so gelangen diese direkter in den Waldbestand. Dies betrifft vor allem Stickstoffdioxid (NO_2). In der Atmosphäre reagiert Stickstoffdioxid zu salpetriger Säure und Salpetersäure, was zu einer Versauerung der Niederschläge führt. Dadurch lagert sich NO_2 in Form von Nitratverbindungen im Boden ab. Nebeltröpfchen tragen durch ihre größere Oberfläche im Vergleich zum Regentropfen höhere Luftschadstoffmengen mit sich und binden Schadstoffe auch in Form von Kondensationskernen. Nadelbäume „kämmen" die Luftschadstoffe mit ihren Nadeln deutlich stärker als Laubbäume aus der feuchten Luft, da sie eine größere Blattoberfläche besitzen und ganzjährig die Nadeln behalten (Bayerisches Landesamt für Umweltschutz 2015). In Bergwäldern (ab ca. 1300 m Höhe) ist dies besonders relevant, da ein erheblicher Anteil (40 %) des Gesamtniederschlages durch Nebelkondensation hervorgerufen wird (Pfadenhauer 1973).

Im Hinblick auf die Luftreinheit bezüglich der gasförmigen Schadstoffe gewinnen die von den Wäldern emittierten Komponenten Isopren und Terpene bzw. Terpenoide (s. u.) mehr und mehr wissenschaftliches Interesse. Gasförmige Schadstoffe wie NO_2 können demnach abgebaut werden, indem sie an die BVOCs gebunden werden (s. u.).

Nachts und morgens findet sich in der Waldluft ein verhältnismäßig hoher Kohlendioxidgehalt. Er stammt aus Atmungsprozessen der Bäume und des Bodens. Weil das Kronendach den Vertikaltransport des CO_2 nach oben abschwächt, können die Werte die des Umlands übersteigen. Im Laufe des Vormittags und vor allem bei Luftbewegung normalisiert sich die Situation schnell wieder. Ähnlich sind die tageszeitlichen Unterschiede beim Ozonabbau:

Tagsüber wird im Wald mehr Ozon abgebaut (s. u.), nachts können bei Windstille die Ozonwerte wieder ansteigen.

Insgesamt ist jedoch die Waldluft vor allem hinsichtlich der Luftverschmutzung durch feste Partikel wie Feinstaub, Grobstaub oder Ruß durch die Bestandsoberfläche und durch Nadeln und Blätter hervorragend geschützt und damit deutlich sauberer als die Luft des Umlands. So haben die Wälder eine jährliche Filterwirkung von ca. 60 Tonnen Staub pro Hektar (Moll 2013). Dies hat heute umso mehr Bedeutung, da praktisch die ganze Umwelt – auch außerhalb der Städte – durch Feinstaub belastet ist. Aufgrund der sehr geringen Teilchengröße wird Feinstaub viele Kilometer weit von Ursprungsort fernverfrachtet. Er wird sehr tief in die Lungen eingeatmet und ist nachgewiesenermaßen gesundheitsschädlich (s. Abschn. 3.4). Lediglich bei Regen kann aufgrund des Abspüleffekts vom Kronendach eine höhere Feinstaubbelastung in der Waldluft auftreten. Grundsätzlich aber kann man im Wald eine verhältnismäßig feinstaubarme Luft erwarten. Die Filterfähigkeit des Waldes ist für feste und flüssige Teilchen deutlich größer als für Gase.

Schließlich nehmen die Wälder in Bezug auf gasförmige und partikelförmige Beimengungen eine Art „Platzhalterfunktion" ein (Höppe und Mayer 1983) und verhindern somit das Vorhandensein von Emittenten.

Gasaustausch mit der Atmosphäre

Der Gasaustausch zwischen Baum und Atmosphäre findet durch die Spaltöffnungen in den Blättern statt. Durch sie atmet der Baum. Dieser Austausch wird hauptsächlich über den Wasserdampf, die CO_2-Konzentration sowie die biochemische Aktivität in den Blättern oder Nadeln gesteuert.

Hierbei stehen nach neuesten wissenschaftlichen Untersuchungen die flüchtigen organischen Kohlenstoffverbindungen pflanzlichen Ursprungs (**b**iogene **v**olatile **o**rganische **K**omponenten, engl.: BVOC) im Fokus. Es handelt es sich um eine Vielzahl an unterschiedlichen chemischen Verbindungen natürlichen Ursprungs, z. B. Kohlenwasserstoffe, Alkohole, Aldehyde und organische Säuren. Die Konzentrationen sind sehr unterschiedlich (ppt bis ppb), ihre Lebensdauer reicht von Minuten bis Stunden, und sie weisen zum Teil eine hohe chemische Reaktivität auf (Zemankova und Brechler 2010).

In Europa emittieren die Wälder die meisten BVOCs, die Emissionen von Wiesen spielen dagegen fast keine Rolle (Steinbrecher et al. 2009). Dabei produziert jeder Wald seine eigene ortstypische Mischung von BVOCs (Smiatek und Steinbrecher 2006).

Die häufigsten von Pflanzen und damit auch von Bäumen emittierten BVOCs sind Isopren sowie Terpene bzw. Terpenoide, auch Phytonzide genannt (s. u.). Sie sind chemisch sehr reaktiv. Wälder stellen die Hauptquellen der biogenen BVOC-Emissionen dar. Die Emission ist von Baumart zu Baumart und auch innerhalb derselben Spezies sehr variabel und wird durch Umweltfaktoren modifiziert. Zwei umfangreiche Verzeichnisse von BVOC-emittierenden Pflanzenspezies und deren Ausscheidungsmengen finden sich unter:

- www.es.lancs.ac.uk/cnhgroup/download.html der Biosphere-atmosphere Interactions and Atmospheric chemistry Research Group, Department of Environmental Science, Lancaster University, UK (Hewitt et al. 1997)
- www.bai.acd.ucar.edu/Data/BVOC/index.shtml von Wiedinmyer et al. (2004)

Isopren wird in den Stomata, den Spaltöffnungen der Blätter der Laubbäume synthetisiert. Nadelbäume bilden dagegen überwiegend Terpene und Terpenoide. Es gibt wenige Baumspezies, die beides ausströmen (Steinbrecher et al. 1997): Als einziger Vertreter der Isopren-emittierenden Nadelbäume findet sich in Deutschland die gemeine Fichte. Bei den Laubbäumen sondern deutlich mehr Arten auch Terpene ab. Hierzu zählen die Silberpappel, einige Eichenarten wie Rot-, Stiel- oder Flaumeiche, die Robinie, der Weiden-, der Faul- oder Amberbaum. Neben Bäumen können auch kleine Pflanzen Isopren und Terpene emittieren, beispielsweise Herbstseidelbast, Stech- und Binsenginster, Heidekraut, Stechwacholder oder Myrthe (Steinbrecher et al. 1997).

Isopren ist die häufigste und die am stärksten verbreitete Komponente – ihre jährliche Emission beträgt etwa die Hälfte der weltweiten BVOC-Emissionen und ist vergleichbar mit der gesamten Methan-Emission aller möglichen Quellen (Guenther et al. 2006; Sharkey et al. 2008).

Die Emissionen von BVOCs, besonders des Isoprens, werden von vielen meteorologischen Faktoren beeinflusst. Sie sind grundsätzlich stark von der Art des Waldes, der Jahreszeit, der Tages- und Nachttemperatur, der Blatttemperatur, der Helligkeit des Tageslichtes und des Sonnenstandes sowie von der Luftfeuchtigkeit und der Windgeschwindigkeit abhängig (Smiatek und Steinbrecher 2006). So können im Sommer mittags die ausgeströmten BVOCs sprunghaft ansteigen. Während der Blattphase der Laubbäume im Sommer finden sich in Europa die höchsten BVOC-Emissionen: Von Juni bis August werden von den Laubwäldern mehr als 40 % der gesamten Jahresmenge an Isopren produziert (Steinbrecher et al. 2009). Die Temperaturabhängigkeit der BVOC-Emissionen zeigt sich u. a. darin, dass in Südeuropa um den

Faktor 3 höhere BVOC-Emissionen als in Nordeuropa stattfinden (Steinbrecher et al. 2009). Die Isoprenbildung wird nicht nur von der Lufttemperatur, sondern auch durch die Helligkeit des Tageslichts (Rasmussen und Jones 1973) beeinflusst. Auch je direkter die Sonnenstrahlung (UVB) auf die Blätter trifft, desto mehr wird gebildet. Bei bewölktem Himmel sinkt die Isoprenproduktion wieder etwas. Die Stärke der Isopren-Emission wird außerdem durch die Blattdichte gesteuert und ist damit zusätzlich besonders jahreszeitabhängig (Zemankova und Brechler 2010). Laubbäume in Nordeuropa emittieren deshalb am meisten Isopren zwischen Mai und September, im Oktober und April jedoch nur noch 50 % des Maximalwertes. In den Wintermonaten zwischen November und März, wenn den Laubbäumen nach dem Blattfall keine Biomasse mehr zur Verfügung steht und zusätzlich Lufttemperatur sowie die Helligkeit des Tageslichtes gering sind, bilden sie kein Isopren mehr.

Anders ist dies bei Nadelbäumen, die ihre Nadeln das ganze Jahr behalten. In Deutschland leisten die großen Fichtenbestände mit ca. 40 % den Hauptteil der BVOC-Emissionen (Guenther 1997). Sie verströmen relativ konstant über das Jahr hinweg *Terpene und Terpenoide*, gesteuert nur über Lufttemperatur (Zemankova und Brechler 2010) und Luftfeuchtigkeit. So wird die Zusammensetzung des „Terpencocktails" (aus Terpenen und zahlreichen Terpenoiden) der Nadelwälder durch die Lufttemperatur modifiziert (Kim 2001). Im Frühjahr, wenn die Bäume während der Wachstumsphase neue frische Schösslinge/Nadeln bilden, ist die Terpenkonzentration höher als im übrigen Jahr und der Geruch ist verändert (Cheng et al. 2009).

Eine hohe Luftfeuchtigkeit scheint die Terpene im Wald sprunghaft um ca. 70–80 % ansteigen zu lassen (Lamb et al. 1993). Diese vermehrte Ausscheidung von Terpenen könnte erklären, warum es nach einem Regenschauer im Wald sehr typisch und intensiv nach „Wald" bzw. Waldaromen (vgl. unten) riecht. Regnet es drei Tage hintereinander, steigt der Terpengehalt in der Waldluft um das 10-fache an. Dagegen werden deutlich weniger Terpene verströmt, wenn die Luftfeuchtigkeit unter 40 % liegt, beispielsweise in einem lichten Baumbestand bei sommerlicher Trockenheit.

Die Emission von BVOCs hängt nicht nur von den meteorologischen Einflussgrößen wie Lufttemperatur oder Luftfeuchtigkeit ab, sondern wird auch durch *Stress* für die Bäume gesteigert. Dazu gehört beispielsweise Dürre, wobei ein komplexer Zusammenhang zwischen der Lufttemperatur, die die Terpenemission steigert, und der Verfügbarkeit von Grundwasser, das den limitierenden Faktor dabei darstellt, zu bestehen scheint. Bei den Laubbäumen stellt das Isopren wohl einen effektiven Schutz gegen Hitzestress dar, da es durch Abdampfung von Isopren aus dem Blatt zu einer Abkühlung des Blattes kommt. Laubbäume haben dadurch einen Schutzmechanismus entwickelt, der auch dann noch besteht, wenn aufgrund verminderter Wasserzufuhr keine Photosynthese mehr stattfindet (Lluisa et al. 2016). Somit scheinen Laubbäume besser mit hohen Tagestemperaturen zurechtzukommen als Nadelbäume. Weitere Stressoren für Bäume stellen Angriffe von Fressfeinden, der Befall von Insekten, Mikroorganismen oder von Krankheitserregern dar, die zu Anstiegen der BVOC-Emissionen um bis zu 150 % führen können (Smiatek und Steinbrecher 2006). Auch Bewegungen oder das mechanische Schädigen/Abbrechen setzt den Bäumen zu. Unterschiedliche Autoren beschreiben außerdem eine 10- bis 50-fach vermehrte Ausschüttung von BVOCs, wenn Bäume Stress durch starken Wind oder Blitzschlag ausgesetzt sind (Juuti et al. 1990). Selbst mechanische Berührungen scheinen sich auszuwirken. Kim (2001) belegte eine um den 5- bis 20-fachen Wert gesteigerte Emission von Terpenen bei der Berührung von Ästen/Nadeln von Weihrauchkiefern. Neben den mechanischen Stressoren wirkt sich auch das Baumalter auf die Bildung von BVOCs aus. Jüngere Bäume verströmen deutlich mehr BVOCs als ältere.

Die BVOCs haben eine *Wechselwirkung mit Ozon*: So absorbieren die Blätter und Nadeln der Bäume neben weiteren Luftschadstoffen auch das Ozon aus der Umgebungsluft, indem es in die Stomata eindringt und dort die Pflanze erheblich schädigt. Um dies zu verhindern, werden von Laubbäumen Isopren oder in viel geringerem Maße (s. u.) von Nadelbäumen Monoterpene gebildet, welche eine Art Schutzschild gegenüber Ozon darstellen.

Andererseits stellen die BVOCs, insbesondere das biogene Isopren, Ozonvorläufer dar, denn BVOCs können reaktive Sauerstoffradikale bilden, die wiederum zur Entstehung von Ozon führen können. Deshalb bilden die Laubwälder an heißen Sommertagen Ozon (Wagner und Kuttler 2012). In Städten mit einer hohen Stickstoffdioxid-Konzentration wird zum einen vermehrt bodennahes Ozon durch die Autoabgase gebildet, andererseits wird das neugebildete urbane Smogozon durch das innerstädtische Grün (Bäume) sofort wieder neutralisiert.

Somit wirken sich Bäume in Städten mit starkem Kfz-Verkehr auf die Neutralisierung bzw. Filterung von O_3 und Feinstaub aus. Bilanziert man die Bildung und die Reduzierung von Ozon durch BVOCs, so zeigt sich ganz klar, dass mehr Ozon abgebaut als neu gebildet wird (Nowak und Crane 2000). Somit können vor allem Nadelbäume, die wenig Isopren emittieren, die O_3-Belastung in Städten reduzieren.

In unbelasteten Regionen „verdünnt" das Isopren das aus den Bildungsgebieten fernverfrachtete Ozon wieder (Ibrahim et al. 2010).

Insgesamt sind aber bis heute die Effekte von Schadstoffen auf die biochemische Reaktion und die dazu nötigen Bedingungen für die Bäume, die zu BVOC-Emissionen führen, noch bei weitem nicht abschließend erforscht (Calfapietra et al. 2013).

Da die Wälder aufgrund ihrer großen Kronenoberfläche effektiver als andere Vegetationsformen Luftschadstoffe aus der Luft aufnehmen, werden sie von den Schadstoffen auch stärker betroffen. Seit Anfang der 1980er-Jahre zeigen besonders Kiefern, Buchen und Eichen erhebliche Schäden. Trotz messbarer Entlastung der Wälder von luftgetragenen Schadstoffen hat sich der Kronenzustand der Nadelbäume mit Ausnahme von Fichten oder Kiefern nur leicht verbessert (Bundesamt für Ernährung und Landwirtschaft 2017). Im Gegensatz dazu geht es den Laubbäumen in Deutschland zunehmend schlechter. Dies kann an der Verlichtung, d. h. dem Dünner- bzw. Lichter-Werden der Kronen, beobachtet werden. Diese Schädigungen treten bei allen Baumarten auf, ganz besonders bei älteren Bäumen. Besonders der Sommer 2018 hat einen starken Schaden angerichtet. Die extreme Trockenheit, ein Orkan und eine immense Borkenkäferplage haben ganze Waldstücke vernichtet. Darunter hatte vor allem der deutsche Fichtenbestand zu leiden (NDR 2019).

Die Bäume nehmen die Schadstoffe direkt über die Luft, über die Wurzeln aus dem Grundwasser oder aus dem Regenwasser auf, indem die Staubpartikel der Luft auf den Blättern oder Nadeln hängenbleiben und mit ihnen zu Boden fallen bzw. von Regenwasser abgespült werden. Gase können besonders gut aufgenommen werden (s. o.), wenn die Blätter feucht sind und sich die Gase im Regenwasser lösen können („Saurer Regen"): Schwefeldioxid und die Stickoxide der Luft gelangen durch Luftverfrachtungen und Aufwinde im Sommer in höhere Luftschichten. An ihnen kondensiert während der Regenentstehung die Luftfeuchtigkeit, die Schadstoffe lösen sich im Regenwasser und bilden schweflige bzw. salpetrige Säure. Das Regenwasser wird dadurch sauer und regnet als saurer Regen auf den Boden nieder. Im Boden führt der Eintrag der Säure, auch bei geringen Konzentrationen über lange Zeit, zu einer schleichenden Versauerung. Dadurch sinkt der pH-Wert im Grundwasser und in den Gewässern. Der saure Regen und auch das Ozon (das direkt an der Krone gefiltert bzw. chemisch verändert wird) zerstören zusätzlich die Wachsschicht und die Stomata von Blättern und Nadeln, die die Blätter im Normalfall vor dem Austrocknen schützen bzw. den Wasserhaushalt der Pflanze regulieren. Dadurch können sich bei zu großer Hitze die Stomata nicht mehr schließen, und zu viel Wasser verdunstet. Durch die zusätzlich fehlende Wachsschicht verdunstet schließlich so viel Wasser, dass der Baum, dessen Wurzeln ebenfalls geschädigt sind, seinen Wasserhaushalt nicht mehr regulieren kann und vertrocknet.

Aufgrund unterschiedlicher Luftreinhalte-Maßnahmen zur Emissionsminderung von sauren Komponenten durch Filteranlagen oder schwefelärmere Brennstoffe geht es unseren Wäldern in diesem Punkt deutlich besser – die sauren Einträge durch Regen gehören fast gänzlich der Vergangenheit an (Dietrich et al. 2018). Stattdessen werden die Waldböden zunehmend von Stickstoffüberschuss aus der Landwirtschaft, hohen Konzentrationen an bodennahem Ozon und negativen Auswirkungen des Klimawandels wieder verstärkt belastet (Smidt 2004).

Ruhe

Im Wald ist es normalerweise ruhiger als in der Umgebung bzw. dem Freiland. Wälder haben durch die Blätter, Nadeln, Äste der Bäume, Sträucher und Kleingewächse schallabsorbierende Eigenschaften. Dabei kommen zwei Effekte zum Tragen: Zum einen verlieren Schallwellen, wenn sie sich im Wald ausbreiten, einen Teil ihrer Energie durch das Auftreffen auf die Blätter, weil sie zerstreut und diffus reflektiert werden. Zum anderen wird durch die Schallwellen eine Bewegung der Blätter hervorgerufen, die dazu führt, dass die Schallwellen weiter in ihrer Energie geschwächt und in der Frequenz verändert werden. Auch der weiche Waldboden dämpft die Schallausbreitung (Ziemann et al. 2016). Diese Effekte wurden schon vor vielen Jahren nachgewiesen (Mitscherlich und Schölzke 1977): Im Vergleich zu einer Wiese dämpfen Bestände aus Eichen im Sommer den Schall z. B. in 50 m Entfernung von der Lärmquelle um 15 dB, Buchenwälder um 13 dB, ein Fichtenbestand um 12 dB und ein Kiefernbestand um 10 dB. Auch neuere Messungen stellten fest, dass ein 100 m breiter, dichter Mischwald mit dicht gestuftem Waldrand eine Schallminderung von 17–25 dB bewirkt (Hehn et al. 2016). Der Dämpfungseffekt kann im Wald bis zu 200 m hinter der Waldkante wirken. Auch meteorologische Faktoren wie Wind – besonders Gegenwind – und höhere Lufttemperaturen vermindern die Schallausbreitung.

Die Schalldämpfung hängt auch von der Frequenz ab. So tritt der größte Effekt bei Frequenzen um 250 Hz, d. h. bei tiefen Tönen, und bei 2000–4000 Hz, d. h. bei hohen Tönen, auf. Es kann eine Schallreduktion von maximal 33 dB pro 100 m horizontaler Entfernung von der Schallquelle auftreten. Um 500 Hz und im mittleren Bereich um 1000 Hz ist die Schalldämpfung wohl am geringsten (Mayer 1986).

Nadelwälder wie Fichten, Tannen und Douglasien dämpfen vor allem Schallwellen mit hohen Frequenzen. Dies wird durch die feine Struktur der Nadeln ermöglicht, die die hochfrequenten Schallwellen stark streuen bzw.

absorbieren und ihnen damit wieder die Energie entziehen. Dies ist ein besonders wichtiger Effekt von Nadelwäldern, da die Menschen Schallwellen mit hohen Frequenzen, d. h. hohe Töne, als unangenehmer empfinden als tiefe. Tiefe Stimmen beispielsweise werden als souverän und vertrauenswürdig eingeschätzt (Eckert 2018).

Jüngere Bestände dämpfen den Schall besser als alte Bäume. Bei älteren Beständen nimmt die Filterung hinsichtlich des Lärms ab und wird mit zunehmendem Lebensalter der Bäume immer geringer. Die größte Schallabsorption weisen Wälder mit tiefhängenden Ästen auf. Ein geschlossener Waldmantel kann die Schalldämpfung noch um weitere 1–2 dB (A) erhöhen. Eine stärkere Wirkung als gleichaltrige, hohe Bäume erzielen abgestufte frei gewachsene Bestände. Eine merkliche lärmreduzierende Wirkung haben erst Wälder bzw. Waldstreifen, die 20–40 m, besser über 50 m breit sind (Flemming 1990). Auch der Waldboden ist wichtig für die Schallabsorption. Sie ist umso größer, je unregelmäßiger die Oberflächenstruktur des Waldbodens ist.

Straßenlärm, d. h. die Emission einer Linienquelle, wird im Wald geringer als der Lärm einer einzigen punktuellen Schallquelle gedämpft (Mayer 1986). Deshalb ist es äußerst ungünstig, wenn Wälder, insbesondere solche mit älteren Bäumen, von Straßen durchzogen werden. Dann werden Lärmpegel von über 50–60 dB, die bereits als unangenehm empfunden werden, in Nadelaltbeständen noch in 60–100 m und in Laubaltbeständen (einschließlich Kiefer und Lärche) bis in 140 m Entfernung von der Straße wahrgenommen. Deshalb sollten Straßen von Waldgebieten, die vom Straßenlärm völlig unbeeinträchtigt bleiben sollen, mindestens 400 m entfernt sein (Mayer 1986).

Durch ihre Lage und Ausdehnung haben die Wälder einen sog. Platzhaltereffekt, d. h., allein schon durch ihr Vorhandensein verhindern sie, dass Lärmemittenten wie Straßen oder Industrieanlagen in ihrem Gebiet sind. Allerdings sind auch in Wäldern durch die Bewirtschaftung mit Waldarbeiten Lärmquellen vorhanden. In der Regel wird aber nur ein kleines Gebiet beeinflusst. Außerdem findet diese Geräuschbelästigung meist nur zeitlich begrenzt statt.

Lärm ist nicht nur lästig, sondern macht auch krank (vgl. Abschn. 3.4). Der Lärmschutz der Wälder spielt deshalb auch eine enorm wichtige Rolle für die Gesunderhaltung, um zur Ruhe zu kommen und sich zu erholen.

Dämmerlicht und Waldfarben

Die natürlichen Beleuchtungsstärken in unserer Umwelt hängen vom Stand der Sonne und den Verhältnissen in der Atmosphäre (Wolken, Staub, Dunst) sowie den sonstigen Umweltbedingungen ab. Sie variieren enorm. Auch der

Wald verändert das Tageslicht, indem er die diffuse Himmelstrahlung reduziert und bei Sonnenschein die direkte Sonnenstrahlung abschirmt. Es ist schattig. Die Beleuchtungsstärke ist infolge der abschirmenden Wirkung des Kronenbereichs stark reduziert. An einem schönen Sommertag beispielsweise kann im Freiland mittags die Beleuchtungsstärke 10.000 Lux und mehr erreichen, während sie im dichten Wald nur bei 2000 Lux liegt. In einem normalen Bestand ist die Helligkeit im Durchschnitt etwa um 30 % (Trenkle 1989) vermindert. Ein Nadelwald ist grundsätzlich dunkler als ein Laubwald. Im lichteren Wald können sich „Lichtspiele", ein Wechsel von Licht- und Schattenzonen, ergeben.

Neben der Intensität ist auch das Spektrum des Lichtes im Wald verändert. Die Pflanzen und Bäume absorbieren die Farben des Lichtes im Rot- und Blaubereich und verwenden sie zur Photosynthese (Matyssek et al. 2010). Deshalb ist die grüne Farbe am stärksten ausgeprägt und dominiert im oberen Halbraum des Waldes. Der bunte Herbstwald resultiert dagegen aus dem Rückzug des Wassers und der Nährstoffe aus den Blättern. Dieser ist aber von Baum zu Baum und Blatt zu Blatt unterschiedlich stark ausgeprägt, was sich in den bunten Herbstfarben der Blätter zeigt.

Im dichten Wald kann die geringe Lichtintensität anheimelnd und beschützend, mitunter auch bedrückend wirken. Die Farb- und Helligkeitsunterschiede wie dunkelgrüner Wald im Kontrast zum Umland oder der bunte Herbstwald wirken psychisch anregend (vgl. Abschn. 3.4).

Waldluft

Die Waldluft riecht für den Menschen angenehm würzig. Der Geruch stammt von den flüchtigen organischen Verbindungen, die natürlicherweise zu großen Mengen direkt aus den Pflanzen oder vom Waldboden in die Atmosphäre entweichen (s. o. = Dabei bilden Terpene bzw. Terpenoide den Hauptbestandteil als wichtige ätherische Öle, die für viele Pflanzendüfte verantwortlich sind (Max-Planck-Gesellschaft 2012). In Nadelwäldern sind besonders viele Duftstoffe von ätherischen Ölen vorhanden.

Schon seit längerer Zeit vermuteten Forscher, dass Pflanzen mithilfe von flüchtigen Stoffen mit ihren Nachbarn „sprechen". Aktuelle Forschungen belegen nun, dass Pflanzen wohl in der Lage sind, Informationen über die Luft oder den Boden auszusenden, wahrzunehmen und auch zu verstehen, um eine Verhaltensänderung einzuleiten (Max-Planck-Gesellschaft für chemische Ökologie 2007). Auch gilt es als gesichert, dass Pflanzen durch verschiedene Duftstoffe wie Terpene oder Tannine miteinander kommunizieren, in dem sie zur Abwehr von Feinden eine Art Notrufcocktail ausströmen. Mit

Duftstoffen wollen sie Insekten anlocken, die dann beispielsweise einen angreifenden Käfer fressen. Auch locken Ulmen und Kiefern bei Parasitenbefall mit Duftstoffen Wespen an, die Eier in die Blattparasiten legen, um ihn als Brutkasten für ihre Nachkommen zu nutzen (Max-Planck-Gesellschaft für chemische Ökologie 2007).

Ein ätherisches Öl zu verdampfen ersetzt allerdings keinen Waldbesuch. In einer japanischen Studie (Cheng et al. 2009) wurde nachgewiesen, dass frische Zedernnadeln einen erheblich intensiveren Terpengehalt aufweisen als ein Destillat aus ihnen. Auch sind die Anteile im ätherischen Öl der Zedernadeln deutlich geringer als in den frischen.

Terpene werden während des Waldaufenthaltes über den Atemtrakt eingeatmet. Ob sie für Menschen gesundheitlich günstig, im schlechtesten Fall vielleicht aber auch ungünstig sein können, wird diskutiert, ist bislang nicht belastbar wissenschaftlich überprüft (vgl. Abschn. 3.4) und bis jetzt nur als spekulativ zu bezeichnen.

Waldgeräusche

In den Wäldern herrscht im Allgemeinen Stille bzw. natürliche Ruhe. Dennoch sind spezielle Geräusche wie das Waldesrauschen und Knarzen der Bäume je nach Windstärke in leichter oder stärkerer Ausprägung, das Knacken des Unterholzes, das Plätschern eines Baches oder Tierlaute wie das Zwitschern von Vögeln zu hören. Dieses wirkt sich emotional positiv auf die Menschen aus (vgl. Abschn. 3.4).

Jede Landschaft hat ihre eigenen Naturklänge (Hedfors 2003), so auch der Wald. Diese sind sehr spezifisch, werden aber auch durch äußere Bedingungen beeinflusst. Die Geräusche im Wald, auch seine Geräuschdämpfung, werden so durch die Jahreszeit, die Tageszeit und die Region, in der der Wald liegt, beeinflusst. Aber es spielen auch die Wetterbedingungen sowie weitere – von Menschen im Umfeld hervorgerufene – Umweltbedingungen (Rauschen einer weiter entfernten Autobahn oder Industrieanlage etc.) eine Rolle.

Unter den Wettereinflüssen spielt der Wind eine große Rolle. Obwohl der Wald eine Schutzfunktion gegen Wind ausübt, dringt das Windgeräusch mehr oder weniger stark in den Wald ein. Schwaches Waldesrauschen wird als angenehm empfunden, starkes Pfeifen oder Brummen kann dagegen – zusammen mit dem optischen Eindruck kräftiger Baumbewegungen (teils auch berechtigt, vgl. Abschn. 6.1) – angespannt oder ängstlich machen (Flemming 1990).

Weicher Waldboden
Der Waldboden zeichnet sich durch eine weiche und elastische Textur aus und schont somit die Gelenke stärker als urbane Straßenbeläge. Die Elastizität wird durch unterschiedliche Faktoren wie Feuchtigkeit des Bodens, Art der Bäume und deren Wurzelsystem sowie durch das Unterholz mit Moosen und Pflanzen moduliert.

Im Waldboden (und in der Waldluft) findet sich außerdem ein umfangreiches Mikrobiom-Vorkommen.

3.2 Sinneswahrnehmungen im Wald

„All unser Wissen gründet sich auf Wahrnehmung. Die fünf Sinne sind die Sachverwalter der Seele" (Leonardo da Vinci).

Mittels unterschiedlicher Entspannungsverfahren können die Sinnesorgane im Wald wieder neu angesprochen und aktiviert werden. Die vielfältigen Naturreize wie Windgeräusche oder Vogelstimmen prädestinieren die Waldtherapie geradezu, sie zur verstärkten Eigenwahrnehmung zu nutzen.

Die menschlichen Sinnesorgane sind hochspezialisierte Organe, mit denen der Mensch die Umgebung differenziert wahrnimmt, bewertet und darauf entsprechend reagieren kann. In unserem heutigen, überwiegend Indoor-orientierten Leben werden die Sinne oft zu wenig angesprochen und verringern bzw. verlieren dadurch ihre Sensibilität. So sind sensorische Naturerlebnisse bei Kindern und Jugendlichen, aber auch bei Erwachsenen in den letzten 20 Jahren deutlich rückläufig (Louv 2011). Deshalb ist es wichtig und auch emotional bereichernd, die Sinnesempfindungen durch äußere Stimuli/Reize aktiv zu halten, zu „trainieren" bzw. sie wiederzubeleben. Ein Aufenthalt im Wald bietet hierfür hervorragende Möglichkeiten.

Mit Augen, Ohren, Nase, Haut und Mund nimmt der Mensch Kontakt zur Umwelt auf und empfängt Tag für Tag Millionen von Sinneseindrücken. Im Allgemeinen wird unter den fünf Sinnen Hören, Sehen, Fühlen, Riechen und Schmecken verstanden. Physiologisch handelt es sich dabei um den visuellen Sinn (Sehen), den auditorischen Sinn (Hören inkl. Gleichgewicht), chemische Sinne wie Geruchs- und Geschmackssinn sowie die somatoviszerale Sensorik (u. a. Tastsinn) (Lang und Lang 2007).

Der menschliche Körper ist mit verschiedenartigsten Sinnesrezeptoren wie Thermo-, Mechano- und Chemorezeptoren ausgestattet. Die von diesen

Rezeptoren empfangenen Impulse werden in bioelektrische umgewandelt und über die Nervenbahnen ins Gehirn zu Weiterverarbeitung geleitet – erst dann entsteht der Gesamteindruck des Sinnesreizes. Dabei sind bestimmte Sinnesorgane stärker mit dem Emotionszentrum im Gehirn verknüpft (s. u.) als andere.

Als das dominierende Sinnesorgan beim Menschen gilt das Auge: Damit ist der *visuelle Sinn* am wichtigsten. Das menschliche Auge verarbeitet ca. 80 % aller Informationen der Umgebung (Corporate Senses 2018). Mittels Photorezeptoren in der Netzhaut des Auges können spezialisierte Ganglienzellen (Stäbchen und Zapfen) unterschiedliche Farben, Formen und Bewegung wahrnehmen. Für die Tiefenwahrnehmung bilden jeweils das linke und rechte Auge das Bild unterschiedlich auf der Netzhaut ab. Die Zellen wandeln das Licht in Energiepotenziale um und leiten sie als optische Information ins Gehirn weiter. In einem speziellen Gehirnbereich (Sehrinde) wird es zu einem dreidimensionalen Bild verarbeitet. Erst dadurch wird es dann möglich, z. B. Entfernungen einschätzen zu können. Die visuellen Reize in Form von Bildern werden sehr schnell weiterverarbeitet und unterliegen einer schwachen kognitiven Kontrolle. Sie können also starke emotionale Schlüsselreize darstellen und gezielt zur Aufmerksamkeitsteuerung genutzt werden (Corporate Senses 2018).

Ein Waldbesuch vermittelt unzählbare visuelle Reize, die mit denen aus der Landschaftsästhetik (vgl. Abschn. 3.3) weitgehend harmonieren: unterschiedliche Baumarten, niedrige oder hohe Pflanzen und Büsche, brauner Boden mit oder ohne Bewuchs, grobe oder glatte Baumrinden, im Wechsel der Jahreszeiten unterschiedliche Grüntöne und das bunte Herbstlaub. Im Winter tauchen Schnee und Eis den Wald in Watte und hinterlassen bizarre Formen und Strukturen an den Ästen oder Nadeln – der Wald sieht ganz besonders, manchmal auch mystisch aus. Bei Sonnenschein formt das sich an den Bäumen, Blättern und Nadeln brechende Licht hell und dunkel, und man sieht besonders weiche Farben und Lichtspiele.

Die Sinneswahrnehmung „Sehen" von Farben und Formen beeinflusst aber wohl nur die Stimmung und Emotionen, Einflüsse auf die körperlichen Parameter wurden bislang nicht gefunden.

Dagegen ist die Helligkeit, d. h. das helle Tageslicht, äußerst wichtig für den Menschen. Hierbei ist ausschließlich die Lichtintensität maßgebend, denn sie steuert die sog. innere Uhr. Dafür wird die Intensität des Tageslichts, das in die Augen einfällt, von weiteren speziellen Lichtrezeptoren in der Netzhaut erfasst. Die Information über die Lichtintensität wird von dort über Nervenbahnen an den Suprachiasmatischen Nucleus (SCN) weitergeleitet. Er befindet sich zentral im Gehirn im Hypothalamus und steuert über

Informationen an die Zirbeldrüse die Freisetzung des Hormons Melatonin bzw. stoppt oder unterdrückt es. Durch das helle Licht am Tag wird die Produktion vollkommen unterdrückt. Die Grenze zur biologischen Wirksamkeit des Lichtes liegt bei 2000–2500 Lux (entspricht in etwa der Lichtstärke an einem bewölkten Tag im Freien). Die Produktion des Melatonins wird somit ausschließlich über den Lichteinfall in das Auge bestimmt und läuft invers ab, d. h., je dunkler es ist, desto mehr Melatonin wird gebildet. Deshalb wird Melatonin überwiegend nachts ausgeschüttet und steuert den menschlichen Schlaf – was auch erklärt, dass zum Schlafen gedämpfte Lichtintensitäten bzw. Dunkelheit nötig sind. Bei geringeren Lichtintensitäten wird jedoch auch tagsüber Melatonin ausgeschüttet, und man wird müde. Auch wenn es im Winter morgens und am Tag nicht richtig hell wird oder man in einem abgedunkelten Raum bleibt, d. h. wenn helles Tageslicht fehlt, wird weiterhin Melatonin produziert. Der Mensch bleibt dann auch tagsüber müde, und es kommt gegebenenfalls sogar zu seelischen Verstimmungen bzw. depressiven Symptomen (u. a. zur sog. Winter-Depression). Auch die innere Uhr gerät durcheinander, was zu Schlafstörungen und weiteren psychischen und körperlichen Beschwerden führt (Zulley 2005).

Deshalb ist es für guten Schlaf in der Nacht wichtig, sich tagsüber dem hellen Tageslicht auszusetzen. Umgekehrt werden im Wald durch die gedämpften Lichtintensitäten ausgleichende und entspannende Reaktionen in Gang gesetzt.

Als zweitwichtigste Sinneswahrnehmung gilt das *Hören*. Das Gehör nimmt Schallwellen unterschiedlichster Frequenzen wahr, die ins Gehirn weitergeleitet werden, um dort verarbeitet zu werden. Dabei können die Schallwellen von der Umwelt empfangen werden, aber auch vom Körperinneren. So werden beispielsweise während des Essens eines knackigen Salates die Kaugeräusche vom Innenohr aufgenommen und bewertet. Neben Tonfrequenz und Lautstärke wird auch die Richtung vom Gehirn analysiert.

Akustische Reize können oftmals starke emotionale Reaktionen auslösen: Ein Musikstück kann zu Tränen rühren, eine schrille hohe Stimme kann fast schon als schmerzhaft, eine sanfte leise Stimme dagegen als beruhigend empfunden werden. Plötzlicher Lärm lässt einen erschrecken und die Ohren zuhalten. Lärm führt zu einer Minderung der Lebensqualität und zu chronischen Erkrankungen (Vlek 2005). Geräusche können dabei bewusst oder unbewusst wahrgenommen werden und das Wohlbefinden positiv oder negativ beeinflussen.

Wenn jedoch der Hörsinn durch Ohrstöpsel ausgeschaltet wird (Wooller et al. 2018), kommt es zu einer Stimmungsverschlechterung. Diese passiert in geringerem Maße auch, wenn Seh- und Geruchssinn ausgeschaltet werden (etwa durch Augenbinden bzw. einer Nasenklammer).

In unmittelbarer Nachbarschaft zum Hörsinn ist der Gleichgewichtssinn, der die Lage des Kopfes im Raum analysiert.

Wälder, insbesondere der schallweiche Waldboden, dämpfen die Schallausbreitung (Ziemann et al. 2016). Durch Verminderung der Lärmbelastung bzw. durch die natürliche Ruhe im Wald, aber auch durch die unterschiedlichen Naturklänge entsteht ein für den Hörsinn ausgesprochen angenehmes Mikroklima (Hartig et al. 2014). Allerdings lassen Geräusche „künstlichen Ursprungs", wie von einer in der Nähe des Waldes verlaufenden Straße, den Wald weniger erholsam erscheinen (Jahncke et al. 2015), da der auditive Reiz nicht einfach ausgeblendet werden kann. Allerdings hängt dies auch davon ab, wie das individuelle Lärmempfinden des Menschen ist. Städter, die von einer täglichen Lärmbelastung betroffen sind, empfinden – obwohl Verkehrsrauschen im Hintergrund zu hören ist – ein und denselben Wald als ruhiger und entspannender als Menschen, die in ruhiger Umgebung leben. Störende Geräusche können durch Naturtöne (Vogelgezwitscher, Rauschen der Bäume) überdeckt und damit weniger wahrgenommen werden. Dies gilt insbesondere für einen längeren Aufenthalt in der Natur, wo beispielsweise beim Waldbaden Störgeräusche immer mehr ausgefiltert werden, da sich die Aufmerksamkeit mehr und mehr auf die Naturgeräusche konzentriert (Cerwén et al. 2016).

Es ist jedoch möglich, dass diese Geräusche im Wald als nur angenehmer empfunden werden als im Freiland, da das Empfinden von (auch lauteren Geräuschen) nicht nur von der Lautstärke abhängt, sondern auch von der Situation und der psychischen Verfassung (Alvarsson et al. 2010). Man kennt dies von der Musik her. Vogelrufe werden dabei individuell unterschiedlich als erholsam bewertet. Dies hängt zum einen von der Art des Vogelgezwitschers ab, andererseits auch von der Person (Ratcliff et al. 2013).

Der *Geruchssinn* ist der empfindlichste und komplexeste Sinn des Menschen. Er kann im Gegensatz zu den anderen Sinnesorganen nicht willentlich ausgeschaltet werden (KErn 2015; Hatt 2009), da die Nase zum Atemtrakt gehört und 24 Stunden lang aktiv ist. Er ist genetisch determiniert, wird zudem durch Erziehung und Erfahrung, d. h. durch Erinnerungen, modifiziert und unterliegt kulturellen Unterschieden.

Etwa 300 Geruchsrezeptoren in der Nasenschleimhaut können rund 10.000 verschiedenartige Duftstoffe differenzieren (Lang und Lang 2007). Dabei werden die Aromen auf zwei unterschiedlichen Wegen wahrgenommen. Entweder direkt über die Nasenöffnung oder über den Rachenraum während des Kauens. Deshalb wird beispielsweise während einer Weinverkostung der Wein mit leicht geöffnetem Mund in den Mund eingezogen, um den Geruchsinn über beide Wahrnehmungswege, d. h. intensiver anzusprechen.

Der Geruchssinn ist mit einem entwicklungsgeschichtlich sehr alten Teil des Gehirns verknüpft (KErn 2015) und warnte schon den Urmenschen vor potenziellen Gefahrensituationen wie Rauch oder verdorbene Nahrung. Deshalb werden Gerüche ganz schnell vom Gehirn dahingehend beurteilt, ob sie eine Gefahr darstellen oder nicht (Pritzel et al. 2003).

Die Geruchsrezeptoren prüfen aber auch einen potenziellen Partner, ob er passend ist, oder generell andere Menschen. Der völlig richtige Ausspruch „Ich kann den nicht riechen" basiert auf der engen Kommunikation zwischen Geruchssinn und der dafür verantwortlichen emotionalen Einheit im Gehirn, dem limbischen System, welches zwischen Sympathie und Antipathie wertet.

Der Geruchssinn ist mit dem Emotionszentrum im Gehirn direkt verbunden, deshalb lösen wahrgenommene Gerüche Gefühle und Erinnerungen aus. Diese emotionale Verkopplung mit dem Geruchssinn wird als Proust-Effekt beschrieben (Stangl 2018). Dieser Effekt beschreibt das Phänomen, dass der menschliche Geruchssinn beispielsweise mit nur einer einzigen Duftnote Erinnerungen aus der längst vergessenen Vergangenheit wachruft und so lebendig erscheinen lässt, als wäre es erst vor kurzem passiert. Der typische Waldgeruch beispielsweise kann somit Erwachsene in Sekundenschnelle an die Waldbesuche in der Kindheit erinnern.

Offensichtlich sind nicht nur Geruchssinn und Geschmackssinn, sondern auch weitere Organe mit Duftrezeptoren ausgestattet (Ravindran 2016). So wurden Duftrezeptoren im Darmepithel, in Herzzellen oder der Bronchialschleimwand nachgewiesen, aber auch Krebszellen von Darm oder Brust (ebd.) reagieren unterschiedliche Düfte. Daraus ergeben sich womöglich neue Therapieansätze, die momentan intensiv beforscht werden (Ruhr Universität Bochum 2018) und auch für das Waldbaden bzw. die Waldtherapie eine Rolle spielen könnten.

Schon in der alten Heilkunst sollten bestimmte Düfte vor Krankheiten schützen (z. B. Knoblauchduft gegen die Pest). Heute wird in dem noch jungen Gebiet der Aromatherapie davon ausgegangen, dass z. B. Lavendel einen beruhigenden Duft verströmt, der Duft von Latschenkiefern kreislaufanregend wirkt, Zitronenduft erfrischt und der Geruch von Eukalyptus und Thymian bei Atemwegserkrankungen bzw. Wacholdergeruch bei Muskelverspannungen günstig ist.

Eng mit dem Geruchssinn verbunden ist der *Geschmackssinn*, wobei etwa 80 % des empfundenen Geschmacks in Wirklichkeit über den Geruchssinn wahrgenommen werden. Lediglich 20 % werden vom Geschmackssinn aufgespürt.

Eine Vielzahl an Geschmacksknospen mit Sinneszellen in der Zunge nehmen die unterschiedlichen Geschmacksrichtungen wie bitter, süß, salzig, sauer und unami (= würzig, herzhaft) differenziert wahr (KErn 2015). Weitere Geschmacksrichtungen wie fett, wässrig oder metallisch werden gerade erforscht.

Alle Geschmacksqualitäten sind auf der gesamten Zunge sowie in der Schleimhaut des Mund-Rachenraums spürbar (ebd.). Der orale Gesamteindruck, der beim Verzehren eines Lebensmittels entsteht, setzt sich aus dem Geschmack über die Geschmacksrezeptoren der Zunge und dem Geruchseindruck der Riechrezeptoren der Nase (= Aroma) sowie dem physikalischen Tastempfinden im Mundraum zusammen (Fillbrandt 2006). Im englischsprachigen Raum wird deshalb neben dem Geschmack auch die Begrifflichkeit „flavour" verwendet, die den oralen Gesamteindruck umfasst.

Das Waldaroma kann unter besonders günstigen Bedingungen bei höheren Temperaturen im Sommer zusammen mit dem Geruchssinn auch über die gustatorischen Geschmacksknospen der Zunge erspürt werden.

Die somatoviszerale Sensibilität, auch als Hautsensorik bezeichnet, wird von drei Arten von Sinnesrezeptoren wahrgenommen (Lang und Lang 2007). Je nach Lage der Rezeptoren in der Haut werden Oberflächensensibilität, Tiefensensibilität und Viszerosensibilität unterschieden.

Der *Tastsinn* (Oberflächensensibilität) nimmt die Qualität von Berührung, Druck und Vibration der Haut auf, die von unterschiedlichen Mechanorezeptoren gemessen werden. Die Rezeptordichte des Tastsinns ist an den Fingerspitzen am dichtesten, gefolgt von Lippen, Wangen und Handflächen/Zehen.

Beim Anfassen von Holz, Blättern oder Baumrinde (vgl. Achtsamkeitsübungen in Abschn. 5.4.1) oder beim Gehen auf abwechslungsreichen weichen Waldböden während des Waldbadens wird der Tastsinn unterschiedlich stark stimuliert – insbesondere wenn man barfuß geht. Die sensorischen Impulse der Fußsohle werden ins Gehirn weitergeleitet und regen dort die Neubildung von Synapsen an. Diese sensorische Stimulation führt zur Zunahme von Gehirnplastizität, was schließlich zur Verbesserung der Feinmotorik und Harmonisierung des Bewegungsablaufes führen kann (Gisler-Hofmann 2008). Ein Spaziergang über einen weichen, unebenen Waldboden kann neben dem Tastsinn auch den Gleichgewichtssinn schulen, da der Waldboden ein perfektes Refugium für sensorische Koordinationsübungen ist. Auch diese Übungen sind besonders intensiv, wenn man barfuß bzw. achtsam oder ein kurzes Stück „blind" geht.

Eine weitere Hautsensorik besteht im Temperatursinn, der über die Kälte- und Wärmerezeptoren in der Haut agiert. Die Kälterezeptoren sind zahlenmäßig weit in der Überzahl. Die Wärmerezeptoren in der Haut identifizieren dort lokale Wärmereize. Wichtiger sind jedoch diejenigen Wärmerezeptoren, die im Gehirn sitzen und dort die Temperatur des Blutes messen. Dadurch werden Maßnahmen gegen eine Überwärmung des Körpers in Gang gesetzt (vgl. Thermoregulation in Abschn. 3.4). Die Kälterezeptoren sind nicht gleichmäßig in der Haut verteilt, sondern die höchste Dichte findet sich im Gesicht, hier vor allem im Mund-Nasen-Rachen-Dreieck, gefolgt vom Bauch, und nimmt zu den Extremitäten hin ab. Zudem wird die Oberflächensensibilität durch eine Vielzahl von Schmerzrezeptoren beeinflusst.

Die *Tiefensensibilität* erfasst die Spannung von Muskeln sowie die Dehnung von Gelenkkapseln und ermöglicht somit die Sinnesqualität der Propriozeption, d. h. das Wahrnehmen, in welcher Lage bzw. Stellung sich der Körper befindet. Auch hier trainiert der weiche Waldboden. Macht man während des Waldbadens zusätzliche Tai-Chi-Übungen, wird über die stattfindende Propriozeption die Standfestigkeit verstärkt. Zahlreiche Studien mit Senioren (vgl. Abschn. 5.4.1) bestätigen dies.

Ein für die Waldmedizin vernachlässigbarer Sinn ist die *viszerale Sensibilität*, die über Dehnung von Hohlorganen und Gefäßen sowie über osmotische Verhältnisse informiert, um vegetative Funktionen innerhalb des Körpers zu regulieren.

3.3 Die Ästhetik des Waldes – warum ist der Wald schön?

Wie schön ist der Wald? Viele Studien beschäftigen sich mit dieser Frage. Basis sind die Untersuchungen, die sich generell mit der visuellen Landschaftspräferenz und dem daraus resultierenden Erholungseffekt befassen. Die Naturfaszination („Wow-Effekt") steht dabei im Zentrum des Interesses. Das Walderlebnis und inwieweit der Wald einen Menschen anspricht, ihm etwas gibt und er an seinem Waldbesuch Freude hat, wird mit dem Begriff der Waldästhetik umschrieben.

Das ästhetische Empfinden für einen schönen Wald wird grundlegend durch die kulturellen Werte einer Gesellschaft geprägt. Diese aber unterliegen im Laufe der Zeit einem Wandel.

Die Empfindungen, dass ein Wald schön ist, sind subjektiv und trotz des gleichen kulturellen Hintergrundes individuell sehr unterschiedlich und durch die Kindheit geprägt worden. Dennoch lassen für einen Großteil der Bevölkerung bestimmte Elemente einen Wald als „besonders schön und ansprechend" erscheinen.

Vor 50 Jahren sollte der Wald „aufgeräumt" und gepflegt sein. Heute tritt der Aspekt von „Wildnis" immer mehr in den Vordergrund (Brämer 2010) – in aktuellen Befragungen beschreiben Deutsche einen möglichst unberührten Wald als besonders schön (Lupp et al. 2016). Hierbei handelt es sich jedoch um eine Idealvorstellung, denn es gibt in Deutschland höchstens 1 % ausgewiesene Wildnisgebiete, bis 2020 sollen es 2 % werden (Bundesministerium für Ernährung und Landwirtschaft 2017). Diese liegen in den Schutzzonen der Naturparks, in Teilen des Nationalen Naturerbes sowie in anderen Naturschutzgebieten. Allerdings sind 95 % der Wälder in Deutschland naturnahe bewirtschaftete Kulturwälder, die dieser Vorstellung von unberührter wilder Natur immerhin ein wenig nahekommen (Bundesministerium für Ernährung und Landwirtschaft 2017).

Grüne Natur und Wälder scheinen den (allerdings bislang nur in wenigen Studien untersuchten) Farbpräferenzen des Menschen hinsichtlich Stimmung und Emotionen entgegenzukommen (Akers et al. 2012): So führt schon das Betrachten von natürlichen Waldaufnahmen zu einem stimmungsaufhellenden Effekt. Werden die Waldbilder jedoch rot eingefärbt, so lassen sie Gefühle von Wut ansteigen. Stille und der typische Waldgeruch gehören ebenfalls zu einem schönen Wald.

Gleichfalls sprechen die Strukturen der Wälder den Menschen an: Ein Wald besteht aus fünf verschiedenen Ebenen und ist dreidimensional – die Bäume wachsen in die Höhe. Äste und Zweige gestalten eine weitere vertikale und horizontale Struktur. Die unterste Ebene des Waldes ist der Boden mit einer Erdschicht, die mit Moos und kleinsten Gewächsen wie Kraut bedeckt sein kann, die nächste Ebene besteht aus Sträuchern, Büschen und jungen Bäumen, dann folgt die Stammschicht mit den verästelten Zweigen und schließlich die Kronenschicht. Die Dreidimensionalität und die verschiedenen Ebenen des Waldes bilden geometrische Muster, die auch als Fraktale bezeichnet werden bzw. fraktalähnlich sind. Dabei handelt es sich um wiederkehrende, sich selbst ähnelnde Muster, die in allen natürlichen Umgebungen in komplexer Form vorhanden sind, aber auch in der Architektur oder Kunst zu finden sind. Diese fraktalen Landschaften, zu denen auch die Wälder gehören, wirken bei ihrer Betrachtung positiv auf den Menschen und führen zu einem wachen, aber entspannten Zustand (Taylor et al. 2011).

Eine aktuelle Erhebung untersuchte die waldeigenen Ästhetikfaktoren in sechs unterschiedlichen Regionen Europas. Es zeigte sich, dass der Wunschwald immer aus großen alten Bäumen mit einem geschlossenen Kronendach, Artenreichtum und verschiedenen Baumspezies sowie aus einem geringen Anteil an Totholz und abwechslungsreichem Unterholz besteht (Ciesielski und Stereńczak 2018).

Die *ästhetischen Schlüsselelemente* für einen schönen Wald beschreiben einen Mischwald aus Nadel- und Laubbäumen mit unterschiedlich hohen Bäumen verschiedenen Alters und alten Bäumen, auch Solitären. Dieser Wald besteht aus mehreren Baum- und Pflanzenarten mit einem großen Farbreichtum. Er wird von Bächen durchzogen, bzw. es befinden sich kleine Seen darin. Verschiedenartige Formen von Blättern, Pflanzen und Bäumen sowie lichte Baumwipfel, die Lichtspiele zulassen, tragen dazu bei, den Wald als schön zu empfinden. Unterschiedliche Strukturen, die Weite und Enge oder Helligkeit und Dunkelheit erzeugen, sprechen das ästhetische Gefühl an. Der Idealwald soll auch schöne Aussichten und Blicke in die Ferne ermöglichen und häufig neue Perspektiven eröffnen. Durch den ästhetisch schönen Wald schlängeln sich schmale Waldwege, die über weichen Waldboden führen. Schließlich ist ein schöner Wald auch ein sauberer Wald.

Alle genannten Schlüsselelemente bilden zusammengefasst die einzigartige umfangreiche Komplexität der Waldästhetik ab und rufen das subjektive Empfinden des schönen Waldes hervor. Folglich ist der Wald per se als Naturraum ein potenter ästhetischer Stimulus (Grinde und Grindal Patil 2009). In Deutschland spiegelt sich dieser perfekt inszenierte ästhetische Naturraum in vielen Wäldern wider. Besonders geeignet sind neben den Nationalparks die Wälder abseits von Industrie und Städten, beispielsweise Wälder der deutschen Mittelgebirge, die großen Waldgebiete auf der mecklenburgischen Seenplatte, der Grunewald, das Havelland, die Küstenwälder der Ostsee und die Wälder in den subalpinen Hochlagen.

Es gibt aber auch Aspekte, die manchen Menschen missfallen. Dazu gehören krank aussehende Bäume und der Totholzanteil im Wald. Es ist bekannt, dass dieser einen wichtigen Lebensraum für Tiere darstellt, er stört jedoch häufig das ästhetische Empfinden. Das Totholz gibt – wie abgestorbene Bäume auch – Hinweise auf das Vergängliche. Manche Menschen wollen dies nicht sehen, andere aber empfinden diese Andeutung auf die Begrenztheit des Lebens als bereichernd.

Überdichte Waldaußenränder werden zu massiven Begrenzungen und werden deshalb abgelehnt. Stark beeinträchtigt wird das ästhetische Empfinden durch monotone Waldflächen wie Fichtenbestände im gleichen Baumalter ohne Größenabstufungen. Sie werden als unschön betracht, ebenso wie Dickichte und strauchartiger Unterbewuchs, die zu fehlender Sicht im Wald führen. Sichtbare Zeichen von forstwirtschaftlicher Bearbeitung, z. B. mit großen Holzhiebmaschinen, breite Fahrspuren/Schneisen der Holzgewinnung, offene Einblicke auf unschöne Hiebflächen und viele abgeholzte Baumstümpfe beeinträchtigen das Bild vom schönen Wald, ebenso wie Maschendrahtzaun, Steinbrüche, Schutthalden, Teerstraßen und Windkraftanlagen oder artfremde eckige Gebäudestrukturen innerhalb des Waldes (kein Blockhaus). Auch breite, gradlinige Wege und Begrenzungen werden gleichermaßen nicht geschätzt.

Lärmende Waldbesucher, Mountainbiker und hohe Besuchermengen, Müll und menschliche bzw. tierische Hinterlassenschaften im Wald beinträchtigen nicht nur, sondern zerstören das ästhetische Empfinden, dass der Wald schön ist.

Die Wirkung der Waldästhetik auf den Menschen hängt neben den ästhetischen Schlüsselelementen auch von einer sog. genetisch fixierten Landschaftspräferenz (Bourassa 1990) ab. Persönliche positive oder negativen Erfahrungen im Wald in der Kindheit prägen zusätzlich die eigene individuelle Waldliebe bzw. -abneigung.

Auch kann der Wald im Laufe der unterschiedlichen Lebensabschnitte an Attraktivität gewinnen (z. B. in der Kindheit), aber auch verlieren (Jugendzeit). Somit kann beispielsweise eine eigentlich eintönige Fichtenmonokultur als ehemals vertrauter Wald wieder als schön wahrgenommen werden.

Selbst wenn die ästhetischen Schlüsselelemente vorhanden sind, spielen situationsbedingte Einflüsse eine Rolle (Lupp et al. 2016). So modifizieren das aktuelle Wetter, die Jahreszeit, die Art der Betrachtung oder selbst die eigene Grundstimmung und Gefühle die Bewertung eines Waldes. Auch wird ein und derselbe Wald verschiedenartig wahrgenommen, wenn er allein oder in Gesellschaft besucht wird.

Somit wird die Schönheit eines Waldes aufgrund der grundlegenden ästhetischen Schlüsselelemente, aber auch immer durch die persönliche selektive Wahrnehmung beurteilt.

3.4 Gesundheitliche Effekte der Atmosphäre des Waldes

Die Wirkmechanismen der gesundheitlichen Auswirkungen der Atmosphäre des Waldes, die neben dem Waldklima auch Struktur und Ästhetik des Waldes umfasst und die wir mit unseren fünf Sinnen erfassen, sind längst noch nicht alle erforscht.

Ausgenommen davon sind die für den Menschen gesundheitlich relevanten Klimafaktoren des Waldes. Sie wurden vor allem im Rahmen der Klimatherapie oder Umweltmedizin bereits untersucht und sind wissenschaftlich belegt. Darüber hinaus gibt es für die Faktoren, die im weiteren Sinne ebenfalls zum Waldklima gehören, zumindest deutliche Hinweise, dass durch sie ebenfalls eine gesundheitlich positive Wirkung herbeigeführt werden könnte. Dies betrifft das Licht, die Farben, die angenehmen akustischen Reize und die haptischen Erlebnisse. Ebenso stimulieren die Naturklänge die Sinneswahrnehmungen und führen zu emotionalen und entspannenden Effekten. Die wichtigsten Effekte der Waldatmosphäre sind:

- Entlastung von thermischer Belastung: Schonung des Thermoregulationssystems und des Herz-Kreislauf-Systems
- Entlastung der Atemwege
- Kräftigung durch leichte körperliche Aktivität und kühle Luft
- Entspannung, Beruhigung, Wohlbefinden

Unklar ist, ob flüchtige pflanzliche Duftstoffe wie Terpene eine gesundheitlich positive Wirkung entfalten.

Die gesundheitlichen Wirkungen der Klimafaktoren im Wald basieren primär darauf, dass das Waldklima ein Schonklima ist – im Gegensatz zum Reizklima am Meer oder im Hochgebirge (Schuh 2004). Beim Reizklima ist die Adaptation an die stark ausgeprägten reizintensiven meteorologischen Faktoren das Ziel. Im Schonklima geht es dagegen darum, den Körper von belastenden meteorologischen Bedingungen oder Klima - und Umweltfaktoren wie Luftverunreinigungen zu entlasten.

Deshalb ist das Waldklima für die allgemeine Gesundheitsförderung und Prävention geeignet. Insbesondere im Hinblick auf die überfordenden Anforderungen unserer Zeit wirken die klimatischen Bedingungen in den Wäldern ausgleichend, beruhigend und stressreduzierend. Daneben sind die klimatischen Faktoren der Wälder aber auch bei vielen Funktionsstörungen und Erkrankungen wirksam. So können Personen, die über längere Zeit körperlichem oder seelischem Disstress ausgesetzt waren, im schonenden Waldklima wiederaufgebaut werden. Grundsätzlich sind insbesondere die Patienten, die keine zusätzlichen starken Klimareize vertragen können, für das Waldklima sehr geeignet. Es bietet insbesondere für Senioren oder sehr alte Menschen, deren Regulationsfähigkeiten – vor allem auch die Leistungskapazität der Thermoregulation – deutlich eingeschränkt sind, ideale Voraussetzungen. Auch für sehr kleine Kinder, die ebenfalls von der Reizintensität in den übrigen Klimazonen überfordert wären, ist ein Waldklima geeignet, ebenso wie für die Rekonvaleszenz nach schweren Erkrankungen und Operationen. Durch seine schonenden Faktoren ist das

Waldklima auch für Herz- und Gefäßkrankheiten und für Patienten mit schweren chronischen Erkrankungen wie malignen Erkrankungen besonders geeignet.

Entlastung von thermischer Belastung: Schonung des Thermoregulationssystems und des Herz-Kreislauf-Systems

Wälder bieten Schutz vor Wärmebelastung und Kälte sowie vor Wind und Niederschlag (vgl. Abschn. 3.1). So werden im Wald gegenüber einem Aufenthalt im Freiland wesentlich geringere Anforderungen an den Organismus, vor allem an die Wärmeregulation des Menschen, gestellt.

Der Mensch ist ein sog. homoiothermes Lebewesen. Er besitzt damit die Fähigkeit, seine Körperkerntemperatur, d. h die Temperatur der inneren Organe und des Gehirns, abgesehen von geringen Tagesschwankungen auf konstant 37 °C Kerntemperatur zu halten. Dies ist unter wechselnden Umgebungsbedingungen und bei unterschiedlicher eigener Stoffwechselleistung möglich. Das Halten der Temperatur des Körperkerns benötigt ein Gleichgewicht zwischen der im Körper u. a. durch Nahrungsverbrennung produzierten und der an die Umgebung abgegebenen Wärme.

Die Kontrolle der Körperkerntemperatur und der Ausgleich zwischen Abkühlung und Überwärmung ist die Aufgabe der *Wärmeregulation des Menschen* (Thermoregulation). Dabei werden die äußeren und inneren Signale im Thermoregulationszentrum im Gehirn gesammelt und die Wärmeregulation hauptsächlich durch variable Durchblutung der Haut sowie gegebenenfalls Kältezittern der Muskulatur oder Schweißproduktion in Gang gesetzt (Schuh 2004):

In *kalter Umgebung* sorgen Nervenimpulse, die von den Kälterezeptoren der Haut abgegeben werden, für eine Engstellung der Blutgefäße der Haut (Vasokonstriktion). So werden der Blutstrom und damit der Wärmefluss zur Hautoberfläche vermindert. Dadurch wird die Wärme im Körperinneren gehalten, und der Körper kühlt nur langsam aus. Bei starker Auskühlung setzt Muskelzittern zur zusätzlichen inneren Wärmeproduktion ein.

In *warmer Umgebung* werden dagegen die Hautgefäße weitgestellt (Vasodilatation), und der Blutstrom durch die Haut verstärkt sich. So gelangt die im Körperinneren gebildete Wärme mit dem Blutstrom zur Haut und wird von dort an die Umgebung durch verschiedene Mechanismen abgegeben. Der wichtigste ist die Verdunstung des Schweißes von der Hautoberfläche. Dabei wird der Haut Verdunstungswärme entzogen und sie damit abgekühlt. Dadurch wird auch das in der Haut fließende Blut gekühlt, sodass es mit niedrigerer Temperatur in den Körperkern zurückströmt. Damit wird verhindert, dass sich der Körperkern (innere Organe und Gehirn) überwärmt. Wird die Schweißverdunstung beispielsweise durch Kleidung oder hohe Luftfeuchtigkeit behindert, wird der Körper bei hohen Außentemperaturen nicht mehr hinreichend abgekühlt. Dies zieht dann eine deutliche Belastung des Herz-Kreislauf-Systems nach sich.

Die Wasserverdampfung über die Haut ist für die Wärmeabgabe ein entscheidender Vorgang und wird in hohem Maße durch die Feuchtigkeit der Umgebungsluft gesteuert.

Ein Maß für den Wasserdampfgehalt der Luft ist die „relative Luftfeuchtigkeit", die den Grad der Sättigung der Luft mit Wasserdampf umschreibt. Mehr als die noch mögliche Wasserdampf-Aufnahmefähigkeit ist für den Menschen jedoch die absolute Luftfeuchtigkeit maßgebend, d. h. der tatsächliche Wasserdampfgehalt der Luft (Dampfdruck).

Von Lufttemperatur und Luftfeuchtigkeit hängt auch im Wesentlichen ab, ob ein Klima oder eine Wettersituation als angenehm oder unangenehm und belastend empfunden werden (Schuh 2007): Hohe Temperaturen werden akzeptiert, solange die Luftfeuchtigkeit gering ist. Bei einem hohen Wasserdampfgehalt der Luft wirken jedoch bereits relativ niedrige Temperaturen unangenehm und vermitteln das Gefühl der *Schwüle*. Hohe relative Luftfeuchtigkeit mit gleichzeitiger hoher Lufttemperatur behindert die Verdunstung der Feuchtigkeit von der Hautoberfläche, der Schweiß bleibt auf der Haut liegen, und die Verdunstungskühlung fehlt. Schwüle klimatische Bedingungen stellen so immer eine Belastung für den menschlichen Körper dar.

Der Mensch empfindet die klimatischen Einflüsse auf die Thermoregulation als thermische Komfort- oder Diskomfortzustände. Das *thermische Empfinden* des Menschen hängt nicht nur von der gemessenen Lufttemperatur, sondern auch von weiteren Einflussgrößen wie dem Wind und der Luftfeuchtigkeit ab. Niederschläge sind eher als belastend einzustufen, da sie Kältereize relativ unkontrolliert intensivieren, bei Wärme jedoch zu Schwüle und verminderter Wärmeabgabe führen. Außerdem behindert regendichte Kleidung die Wärmeabgabe und Verdunstung und führt somit gegebenenfalls zu einer zusätzlichen Belastung der Wärmeregulation.

Empfindet der Mensch thermischen Diskomfort, dann versucht er, diesen durch sein Verhalten, seine Kleidung und Körperhaltung zu regulieren.

Mit zunehmendem Alter wird der Mensch allerdings gegen Wärme und Kälte empfindlicher. Mit 50 Jahren ist die *Wärme- und Kältetoleranz* bereits auf die Hälfte, mit 65 auf 40 % der jugendlichen Kapazität abgefallen (Tiedt 1987). Dies ist ein Grund dafür, dass man sich mit zunehmendem Alter im milden Waldklima mit seinen ausgeglichenen Temperaturen ohne große Hitze oder starke Kälte besonders wohlfühlt. Auch im Hinblick auf den

Klimawandel mit ansteigenden Temperaturen und häufigeren Hitzewellen gewinnt der Wald eine noch deutlich größere Bedeutung als Erholungsraum, denn es bleibt innerhalb des Waldes auch bei tagsüber als sehr heiß empfundenen Freilandtemperaturen immer nur leicht warm bis warm.

Allerdings kann es bei großer Hitze im Wald auch zu Schwüle kommen (Höppe und Mayer 1983): Durch die größere relative Luftfeuchtigkeit und die verringerte Windgeschwindigkeit kann im Sommer bei körperlicher Aktivität die Schweißverdunstung behindert werden und damit thermischer Stress entstehen.

Entlastung der Atemwege

Die festen und gasförmigen Schadstoffe können auf verschiedenen Wegen in den Körper eindringen und zur Wirkung kommen. Haupttransportwege und Kontaktstellen sind jedoch die oberen Atemwege und die Lunge. Grobstaub setzt sich bei der Einatmung weitgehend in den oberen Luftwegen, im Rachen und in der Luftröhre ab. Meist kann er durch verschiedene Transportmechanismen zurückbefördert, d. h. abgehustet werden. Die kleineren Partikel des sog. lungengängigen Aerosols und die gasförmigen Beimengungen wie Stickstoffdioxid, Kohlendioxid oder Ozon gelangen allerdings mit der Atemluft in die Lunge und können dort Zellstrukturen angreifen.

Luftschadstoffe schädigen und entzünden direkt die Schleimhäute der Atemwege. Die Häufigkeit des Vorkommens von Atemwegserkrankungen ist in Gegenden mit hoher Luftverschmutzung höher als in nicht verschmutzten Gebieten. Zahlreiche Studien konnten eine signifikante Korrelation zwischen der Häufigkeit von Asthmaanfällen und der Konzentration von *Stickstoffdioxid (NO₂)* sowie für Schwefeldioxid (SO$_2$), Schwefelwasserstoff (H$_2$S) und Staubpartikel feststellen. Vor allem wird Asthma jedoch mit Dieselrußpartikeln, Ozon und Tabakrauch assoziiert (u. a. Behrendt et al. 1997). Auch andere Atemwegserkrankungen wie chronische Erkältungskrankheiten und Bronchitis werden durch Luftverschmutzung ausgelöst bzw. verschlechtert. Schon seit geraumer Zeit ist bekannt, dass sich die einzelnen Luftschadstoffe gegenseitig in ihrer Wirkung verstärken. Luftschadstoffe rufen auch eine Zunahme der Allergenität von Pollen hervor (Behrendt und Becker 2001).

Außerdem können die Schadstoffe durch die Lungenbläschen (Alveolen) in das Blut gelangen und damit im Körper indirekte systemische Wirkungen in Form von Entzündungen hervorrufen. Sie haben auch einen Einfluss auf das Immunsystem. Es ist gesichert (Fu et al. 2019), dass gerade die ultrafeinen *Feinstaubpartikel* zu einer Erhöhung des Vorkommens von Herz- und Gefäßerkrankungen, Krebs und neurologischen Erkrankungen wie Demenz, Parkinson, Alzheimer sowie zu Autismus führen können.

Da die festen und gasförmigen Luftbeimengungen nachweislich eine schädliche Wirkung sowohl auf den Atemtrakt direkt als auch auf den gesamten Körper haben und über die sog. systemische Wirkung zahlreiche Erkrankungen hervorrufen können, stellt die Vermeidung bzw. Entlastung von Luftschadstoffen eine herausragende präventive Strategie dar. Schon allein damit zeigt sich die wichtige gesundheitsprotektive Wirkung des Waldes.

Kräftigung durch leichte körperliche Aktivität und kühle Luft

In der japanischen Literatur wird empfohlen, während eines Waldbades von ca. 2–3 Stunden Dauer nur etwa 1–2 km zurückzulegen, nicht schnell zu laufen, sondern Tai Chi, Meditation und Achtsamkeitsübungen durchzuführen. Ob dies jedoch eins zu eins auf unsere Mentalität zu übertragen ist, sei dahingestellt. Auch kulturelle Unterschiede sind vorhanden: Gehen und Wandern sind in Japan völlig unpopulär („Japaner gehen nicht gerne"). Dagegen sind viele Deutsche bewegungsorientiert. Der *Waldspaziergang* gehört dazu. Körperliche Aktivität hat zudem enorm viele gesundheitsfördernde Effekte. Somit kann nur empfohlen werden, sich während des Waldbadens auch zu bewegen, jedoch nicht im Sinne einer sportlichen Leistung, sondern in Form von entspanntem Spazierengehen oder leichtem Wandern. In den Übergangs- und Wintermonaten ist Bewegung beim Waldbaden ohnehin unverzichtbar, schon allein, um einer Auskühlung entgegenzuwirken. Auch im Hinblick auf den präventiven Charakter des Waldbadens ist sanftes Wandern angezeigt.

Vor allem aber kann die gesundheitsfördernde körperliche Aktivität in der *kühlen Waldluft* mit geringerer körperlicher Belastung als unter warmen Bedingungen durchgeführt werden und führt dennoch zu einem Trainingseffekt. Man führt dazu das Spazierengehen bzw. leichte Wandern im Wald in Form des bekannten und wissenschaftlich gut untersuchten klimatherapeutischen Verfahrens der klimatischen Terrainkur (vgl. Abschn. 5.4.2) durch. Hierbei werden gleichzeitig die körperliche Leistungsfähigkeit und die Wärmeregulation des Menschen trainiert. Die belegten Wirkungen der klimatischen Terrainkur (Schuh 2004) sind eine deutlich gesteigerte körperliche Leistungsfähigkeit, die gerade für die Prävention unabdingbar ist und eine gleichzeitige Abhärtung. Vorteil ist, dass die Effekte schon bei geringen Belastungsintensitäten auftreten, d. h. auch bei relativ langsamem Gehen. Die klimatische Terrainkur passt perfekt zur Philosophie des Waldbadens und der Waldtherapie, bei dem nicht Sport im Wald, sondern leichte Bewegung während entspannten Spazierengehens und entsprechenden Übungen (vgl. Abschn. 5.4.1) im Vordergrund stehen sollten.

D*ie* geringere Wärmebelastung, d. h. die insgesamt kühlere Luft im Waldesinneren, kann außerdem zum sog. *training en repos* eingesetzt werden. Dieser Begriff stammt aus der Klimatherapie und kann mit „Training während des Ausruhens" übersetzt werden. Die Frischluft-Liegekur (Abschn. 5.4.2), die ein ruhiges und windgeschütztes Liegen in frischer, kühler Luft bedeutet, führt ebenfalls zu einer leichten Zunahme der körperlichen Leistungsfähigkeit, allerdings in geringerem Maße als die oben beschriebene klimatische Terrainkur. Zusätzlicher Effekt ist eine intensive Entspannung. Dieses über 150 Jahre alte Verfahren erlangt mit der Waldtherapie ungeahnte neue Bedeutung.

Entspannung und Beruhigung, Wohlbefinden

Das *Dämmerlicht* im Waldesinneren vermindert Stresssymptome, auch aufgrund einer Reduktion des Kortisolspiegels (Kuo 2015). Das gedämpfte Licht senkt den Aktivitätslevel, lässt den Menschen zur Ruhe kommen. Zudem vermittelt der Aufenthalt im ruhigen, schattigen und durch das Kronendach bedeckten bzw. „ummantelnden" Wald bei vielen Menschen das Gefühl der Sicherheit vor aggressiven Umwelt- und Störreizen und vor weiteren, auch psychischen Belastungen und verringert Ängste. Das milde Licht und die Lichtspiele durch das Brechen der Sonnenstrahlen im Kronenraum beeinflussen die Stimmung und können vielleicht das Gefühl von Geborgenheit vermitteln.

Das gedämpfte Licht hat nicht nur eine entspannende, sondern auch eine schlaffördernde Wirkung (s. u.). Abhängig von der Lichtstärke wird die Ausschüttung des Hormons Melatonin gesteuert, das für unser psychisches Wohlbefinden eine wichtige Rolle spielt. Melatonin wirkt sich auf die Stimmung aus, indem es beruhigt und müde macht, aber auch zu seelischen Verstimmungen wie dem sog. Winterblues führen kann. Es nimmt eine Schlüsselrolle für die Steuerung chronobiologischer Rhythmen, insbesondere des Tag- Nachtrhythmus und der jahreszeitlichen Rhythmen der Menschen ein (vgl. Abschn. 3.2).

Das Dämmerlicht im Waldesinneren macht wohlig-müde, beruhigt und entspannt. Außerdem ist davon auszugehen, dass das Dämmerlicht während eines Spaziergangs im Wald einen vielleicht aus dem Takt geratenen Tag-Nacht-Rhythmus (was in unserer heutigen Welt häufig der Fall ist) wieder ein wenig reguliert. Außerdem macht auch die körperliche Bewegung in der frischen Luft müde.

Nach den Erkenntnissen der Farbpsychologie wirken die *Grüntöne* der Natur bzw. von Wäldern entspannend und beruhigend. Demzufolge haben die im Wald herrschenden Lichtverhältnisse mit dem speziellen Spektrum günstige Auswirkungen auf den psychischen Bereich (Lichtenfeld et al. 2012) und sind dem menschlichen Wohlbefinden sehr zuträglich.

Dies ist bereits aus der Evolutionsforschung bekannt: Natur und Wald waren zum Überleben unserer Vorfahren elementar. Grüne, d. h. belaubte und immergrüne Wälder boten die Möglichkeit zum Schutz sowie Nahrungsressourcen. Dies ist tief im Menschen unbewusst verankert.

Die *Gerüche* im Wald wirken sich ebenfalls auf das emotionale Wohlbefinden aus: Der typische Waldgeruch, der vor allem von Terpenen, feuchter Erde, vermodernder Vegetation und Holz stammt, scheint zu Wohlbefinden zu führen. Er wird von vielen Menschen mit Kindheitserinnerungen verbunden und ist mit „Natur" assoziiert. Aus der Neuropsychoimmunologie ist bekannt, dass positive Emotionen in direktem Zusammenhang mit einer verbesserten Immunantwort stehen. Angenehme Gerüche wie Waldluft steigern die IgA-Bildung und reduzieren die Kortisolproduktion (Barak 2006). Beide Parameter weisen auf einen erniedrigten Stresslevel hin sowie auf eine verbesserte Immunantwort. Die entspannende Wirkung des Waldgeruchs zeigt sich in einem Experiment: Riecht man an dem ätherischen Öl der zwei prominentesten Terpene (s. u.), kommt es zu einer olfaktorischen Stimulierung des parasympathischen Nervensystems. Diese Entspannungsreaktion ist mit einem Abfall der Herzfrequenz gekoppelt (Ikei et al. 2016).

Die *Ruhe* im Wald gewinnt mehr und mehr an Bedeutung. Lärm ist in unserer heutigen Zeit so allgegenwärtig, und der Mensch wird nicht nur durch industriellen oder Kfz-Verkehrslärm belästigt, sondern fast permanent und fast überall „beschallt", sodass sogar schon der Begriff „ Lärmverschmutzung" geprägt wurde (Vlek 2005). Somit kommt dem Leben in einer Umwelt, in der wir praktisch permanent von Geräuschen und einem gewissen Lärmpegel aller Art umgeben sind, der erholsamen und regenerierenden Wirkung von Ruhe eine zunehmend wichtige Rolle zu. Lärmbelastungen als täglicher Stressor führen zur Minderung der Lebensqualität sowie zu einer Vielzahl von chronischen Erkrankungen. Deshalb wird in der EU-weiten Forschungsstrategie des Europäischen Netzwerkes „CALM" zur Reduzierung von Lärm in verschiedenen Bereichen aufgefordert. Die visionäre Zielsetzung der EU bis zum Jahre 2020 lautet: Vermeidung von gesundheitsgefährdenden Auswirkungen von Lärmbelastungen auf den Menschen und das Bewahren bzw. Schützen von Ruhezonen. Somit könnten Wälder – gegebenenfalls sogar mit ausgewiesenen Ruhezonen – ein wichtiges Glied in einer Anti-Lärm-Strategie werden!

Naturgeräusche werden zur Entspannung empfohlen, z. B. bei Einschlafstörungen. Auch gibt es Hinweise darauf, dass bei Patienten in

Krankenhäusern Angstgefühle, Schmerzempfinden und Stress verringert werden konnten, wenn in ihren Krankenzimmern Naturklänge abgespielt wurden (Cerwén et al. 2016). Bei verschiedenen klinischen Untersuchungen zeigte sich ein beruhigender, angst- und stressvermindernder Effekt, sogar eine Blutdrucksenkung wurde registriert, wenn eine Untermalung mit Naturklängen stattfand. Narkotisierte Patienten reagieren mit einem Stressabfall, wenn zeitgleich zum Eingriff Naturklänge ertönen (Arai et al. 2008). Naturklänge und die waldestypische Ruhe werden als faszinierend empfunden (Jahncke et al. 2015). Dies gilt als erholungsfördernd, basierend auf der Theorie zur Wiederherstellung der Aufmerksamkeit (Kaplan 1987; vgl. Abschn. 2.2).

Die Stille in den Wäldern, Tiergeräusche, einzelne Vogelrufe (z. B. von Käuzchen, Krähen, Raben) oder nur ein leichtes Knacken im Gebüsch können aber auch negativ empfunden werden und Ängste hervorrufen, da sie fremdartig, unbekannt sind und negative Assoziationen herbeiführen können.

Auch das *Berühren* von Baumstämmen oder losem Holz kann eine entspannende Reaktion nach sich ziehen. So zeigte eine Studie, dass bei Testpersonen, die mit verbundenen Augen Zedern- oder Zypressenholz ertasteten und darüberstrichen, ein leichter Blutdruckabfall festgestellt werden konnte. Genauso zeigte sich beim Streichen über eine Eichenholzplatte, dass dies zu einem entspannten Effekt führte (Ikei et al. 2017). Die parasympathische Aktivität stieg an. Beim Streichen über Marmor und künstlichen Materialien wie Fliesen ergab sich dagegen kein Effekt.

Der Wald ist ein einziger großer Organismus, der aus unzähligen Lebewesen besteht (Suda 2018). Das vielseitige Leben im Wald (*Biodiversität*), das einen beim Waldaufenthalt umgibt, bereichert auch emotional diesen Aufenthalt. Untermauert wird dies dadurch, dass Menschen beim Betrachten einer lebenden Grünpflanze mit einer stärkeren Entspannungsreaktion antworten als im Vergleich beim Betrachten eines Fotos derselben Pflanze bzw. einer künstlichen Pflanze (Igarashi et al. 2015).

Mögliche gesundheitliche Wirkung von Phytonziden

Nach alten russischen Untersuchungen (Tokin und Kraack 1956) sollen im Nadelwald aufgrund einer reinigenden Wirkung der Terpene (Näheres zur Studienlage vgl. Abschn. 4.3) kaum Keime vorhanden sein. Es wird beschrieben, dass sich die Luft im Nadelwald deshalb günstig auf Lungentuberkulose ausgewirkt hat und die Sanatorien meist in Nadelwäldern angesiedelt wurden. Ob dies belegbar ist, sei dahingestellt – die Ausführungen zeigen jedoch schon die damalige Bedeutung von Nadelwäldern bei Heilversuchen.

In der Diskussion über gesundheitliche Effekte des Aufenthaltes im Wald spielen die Phytonzide (BVOCs wie Terpene, vgl. Abschn. 3.1) – vor allem in der Öffentlichkeit – eine große Rolle. Der wissenschaftliche Kenntnisstand hierzu ist jedoch noch sehr gering. Es wird zwar angenommen, dass die Effekte sich u. a. auf bestimmte Pflanzenstoffe, die in erhöhtem Ausmaß in Wäldern zu finden sind, zurückführen lassen. Diese bedürfen jedoch einer genaueren Untersuchung und Wiederholung der Studien im nichtasiatischen Kulturraum und in mitteleuropäischen Wäldern.

In japanischen Studien zeigen sich erste Hinweise auf positive Effekte von Phytonziden. Dazu wurden mehrere Untersuchungen im Labor mittels einer Petrischale durchgeführt: Bei Killerzellen, die durch ein Pestizid geschwächt waren und deshalb eine verminderte Aktivität aufwiesen, konnte durch das Einbringen von Phytonziden in die Nährlösung die normale Aktivität wiederhergestellt werden (Li et al. 2006). Auch zeigen natürliche, nicht geschwächte Killerzellen eine dosisabhängige Steigerung ihrer Aktivität wenn in einer Lösungssubstanz Phytonzide hinzugefügt wurden. Diese wurden zusätzlich in Zellkulturen sowie im Tiermodell an Mäusen durchgeführt. Schließlich wurde neben der Aktivitätssteigerung der Killerzellen auch ein wachstumshemmender Effekt auf Krebszellen festgestellt (Cheng et al. 2009). Alle diese Effekte waren jedoch dosisabhängig, d. h., der Effekt wurde deutlicher, je größer die Dosis an eingebrachten Phytonziden war.

Bei Menschen wurde der Einfluss der Phytonzide in einer Untersuchung (Li 2010), bei der zwölf Japaner drei Nächte in einem Hotel in der Stadt übernachteten, betrachtet. In die Hälfte der Zimmer sind Phytonzide in die Luft eingebracht worden. Bei diesen sechs Teilnehmern wurden nach den drei Nächten eine Steigerung der Aktivität der natürlichen Killerzellen und eine Senkung des Adrenalinspiegels beobachtet, bei den anderen sechs Personen dagegen keine Veränderung. Allerdings waren bei dieser Pilotstudie die Konzentrationen von Monoterpenen, die in die Zimmer eingebracht wurden, um ein Vielfaches höher, als im Wald aufgenommen werden kann. Weiterhin einschränkend kann eine Untersuchung mit nur zwölf Teilnehmern allerhöchstens einen ersten Hinweis auf einen möglichen Effekt geben. Deshalb müssen diese Ergebnisse mit größter Zurückhaltung behandelt werden und können erst nach einer Bestätigung durch weitere Studien mit größeren Probandenzahlen und angepasster Dosierung der Terpene ernstgenommen werden.

Die Bedeutung der Phytonzide auf die Gesundheit wird somit nach heutigem Wissensstand überschätzt. Es fehlen belastbare Daten bzw. Studien, um nachhaltige gesundheitsfördernde Effekte von Terpenen auf den Menschen oder mögliche Wirkmechanismen zu belegen.

Neben den diskutierten, jedoch unbelegten Gesundheitseffekten von Terpenen bzw. Phytonziden sind seit längerem auch negative Auswirkungen von zu hohen Terpenkonzentrationen bekannt. So wurden in Häusern mit der heute modernen Ausstattung an Naturhölzern hohe Konzentrationen an Terpenen gemessen, die offensichtlich Kopfschmerzen auslösen können. Ursächlich scheint die falsche Verarbeitung der Holzmaterialien mit hohen Lösungsmittelkonzentrationen zu sein, die u. a. zu Befindlichkeitsstörungen führen können, wenn zu wenig gelüftet wird (Umweltbundesamt 2019).

Über die gesundheitlichen Auswirkungen von Isopren durch Laubbäume liegen bis heute keine Erkenntnisse vor.

Literatur

Akers A, Barton J, Cossey R, Gainsford P, Griffin M, Micklewright D (2012) Visual color perception in green exercise: positive effects on mood and perceived exertion. Environ Sci Technol 46:8861–8666

Alvarsson JJ, Wiens S, Nilsson ME (2010) Stress recovery during exposure to nature sound and environmental noise. Int J Environ Res Public Health 7:1036–1046

Arai YC, Sakakibara S, Ito A, Ohshima K, Sakakibara T, Nishi T, Hibino S, Niwa S, Kuniyoshi K (2008) Intra-operative natural sound decreases salivary amylase activity of patients undergoing inguinal hernia repair under epidural anesthesia. Acta Anaesthesiol Scand 52:987–990

Barak Y (2006) The immune system and happiness. Autoimmun Rev 5:523–527

Baumgartner A (1977/78) Klimatische Funktionen der Wälder. Ber Landwirtsch 55:708–717

Bayerisches Landesamt für Umweltschutz (2015) Luftschadstoffe – Wirkung in Ökosystemen. https://www.lfu.bayern.de/buerger/doc/uw_39_luftschadstoffe_wirkungen_oekosysteme.pdf. Zugegriffen am 20.02.2019

Behrendt H, Becker WM (2001) Localization, release and bioavailability of pollen allergens: the influence of environmental factors. Curr Opin Immunol 13:709–715

Behrendt H, Becker WM, Fritzsche C, Sliwa-Tomczok W, Tomczok J, Friedrichs K, Ring JH (1997) Air pollution and allergy: experimental studies on modulation of allergen. Int Arch Allergy Immunol 113:69–74

Beier C, Gundersen P (1989) Atmospheric deposition in a spruce forest edge in Denmark. Environ Pollut 60:257–271

Bourassa SC (1990) A paradigm for landscape aesthetics. Environ Behav 22:787–812

Brämer R (2010) Was ist ein schöner Wald? Naturästhetik als Projektion des Zeitgeistes. https://www.wanderforschung.de/files/schoener-wald1263559879.pdf. Zugegriffen am 21.03.2019

Bundesministerium für Ernährung und Landwirtschaft BMEL (2017) Waldbericht der Bundesregierung 2017. Langform. Bundesministerium für Ernährung und Landwirtschaft, Bonn

Calfapietra C, Fares S, Manes F, Morani A, Sgrigna G, Loreto F (2013) Role of biogenic volatile organic compounds (BVOC) emitted by urban trees on ozone concentration in cities: a review. Environ Pollut 183:71–80

Cervinka R, Höltge J, Pirgie L, Schwab M, Sudkamp J, Haluza D, Arnberger A, Eder R, Ebenberger M (2014) Zur Gesundheitswirkung von Waldlandschaften. Bericht 147. Bundesforschungs- und Ausbildungszentrum für Wald, Naturgefahren und Landschaft, Wien

Cerwén G, Pedersen E, Pálsdóttir AM (2016) The role of soundscape in nature-based rehabilitation: a patient perspective. Int J Environ Res Public Health 13:1229

Cheng WW, Lin CT, Chu FH, Chang ST, Wang SY (2009) Neuropharmacological activities of phytoncide released from Cryptomeria japonica. J Wood Sci 55:27–31

Ciesielski M, Stereńczak K (2018) What do we expect from forests? The European view of public demands. J Environ Manag 209:139–151

Corporate Senses (2018) Sensorische Reize: Die fünf Basissinne. http://cs.simpel.pl/sensorische-reize/. Zugegriffen am 21.12.2018

Dietrich HP, Raspe S, Zimmermann L, Wauer A, Köhler D, Schubert A, Stiegler J, Blum U, Kudernatsch T, Klemmt HJ (2018) Umwelt und Standortsbedingungen in raschem Wandel. WLF aktuell 2:6–11

Eckert H (2018) Steht Frauen ihre hohe Stimme im Weg? Interview mit Julia Friese. Welt Wissenschaft am 18.08.2018

Fillbrandt D (2006) Gewürze – die Chemie des guten Geschmacks. In: Experimentalvorträge an der Universität Marburg, Nr. 800. https://chids.online.uni-marburg.de/veranstaltungen/uebungen_experimentalvortrag.html. Zugegriffen am 21.03.2019

Flemming G (1990) Klima – Umwelt – Mensch. VEB Gustav Fischer, Jena

Fu P, Guo X, Cheung FMH, Yung KKL (2019) The association between PM2.5 exposure and neurological disorders: a systematic review and meta-analysis. Sci Total Environ 10:1240–1248

Gisler-Hofmann T (2008) Plastizität und Training der sensomotorischen Systeme. Schweizerische Z Sportmed Sporttraumatol 56:137–149

Grinde B, Grindal Patil GG (2009) Biophilia: does visual contact with nature impact on health and well-being? Int J Environ Res Public Health 6:2332–2343

Guenther A (1997) Seasonal and spatial variations in nature volatile organic compound emission. Ecol Appl 7:34–45

Guenther A, Karl T, Harley P, Wiedinmyer C, Palmer PI, Geron C (2006) Estimates of global terrestrial isoprene emissions using MEGAN (Model of Emissions of Gases and Aerosols from Nature). Atmos Chem Phys 6:3181–3210

Hartig T, Mitchell R, Vries S, Frumkin H (2014) Nature and health. Annu Rev Public Health 35:207–228

Hatt H (2009) Kann man die Nase abschalten? swr.de Blog 1000 Antworten. https://www.swr.de/blog/1000antworten/antwort/2952/kann-man-die-nase-abschalten/. Zugegriffen am 21.03.2019

Hedfors P (2003) Site soundscapes – landscape architecture in the light of sound. Doctor's dissertation, Swedish University of Agricultural Sciences, Uppsala. ISSN 1401-6249

Hehn M, Ziemann A, Ederer HJ, Stüber C, Bernhofer C (2016) Schalldämpfung durch Wald (Teil 2): Vegetationsabhängige Abschirmwirkung von Wäldern – Messtechnische Verifizierung eines akustisch-meteorologischen Modells. Heft 16. Schriftenreihe des Sächsisches Landesamt für Umwelt, Landwirtschaft und Geologie, Dresden

Hewitt CN, Stewart H, Street RA, Scholefield PA (1997) Isoprene and Monoterpene – emitting species survey 1997. Biosphere-atmosphere Interactions and Atmospheric chemistry Research Group, Department of Environmental Science, Lancaster University. http://www.es.lancs.ac.uk/cnhgroup/download.html. Zugegriffen am 20.03.2019

Höppe P, Mayer H (1983) Bioklimatische Aspekte des Waldklimas. Z Phys Med Balneol Med Klimatol 12:5–11

Ibrahim MA, Mäenpää M, Hassinen V, Kontunen-Soppela S, Malec L, Rousi M, Pietikäinen L, Tervahauta A, Kärenlampi S, Holopainen JK, Oksanen EJ (2010) Elevation of night-time temperature increases terpenoid emissions from Betula pendula and Populus tremula. J Exp Bot 61:1583–1595

Igarashi M, Aga M, Ikei H, Namekawa T, Miyazaki Y (2015) Physiological and psychological effects on high school students of viewing real and artificial pansies. Int J Environ Res Public Health 12:2521–2531

Ikei H, Song C, Miyazaki Y (2016) Physiological effect of olfactory stimulation by α-pinene on autonomic nervous activity. J Wood Sci 62:568–572

Ikei H, Song C, Miyazaki Y (2017) Physiological effects of touching wood. Int J Environ Res Public Health 14:801

Immich G (2019) Strömungsverlauf des Windes über Wald. Persönliche Abbildung von G Immich, München

Jahncke H, Eriksson K, Naula S (2015) The effects of auditive and visual settings on perceived restoration likelihood. Noise Health 17:1–10

Jim CY, Chen WY (2008) Assessing the ecosystem service of air pollutant removal by urban trees in Guangzhou (China). J Environ Manag 88:665–676

Juuti S, Arey J, Atkinson R (1990) Monterpene emission rate measurements from a Monterey pine. J Geophys Res 95:7515–7519

Kaplan S (1987) Aesthetics, affect, and cognition. Environmental preferences from an evolutionary perspective. Environ Behav 19:3–32

KErn – Kompetenzzentrum für Ernährung an der Bayerischen Landesanstalt für Landwirtschaft (2015) Auf die Sinne fertig los. Leitfaden zur Durchführung des Sinnesparcours. Kulmbach. https://www.kern.bayern.de/mam/cms03/wissens-transfer/dateien/leitfaden.pdf. Zugegriffen am 21.03.2019

Kim JC (2001) Factors controlling natural VOC emissions in a Southeastern US pine forest. Atmos Environ 35:3279–3292

Kimmins JP (2003) Forest ecology, 3. Aufl. Benjamin Cummings Publisher, Hawthorne

Lamb B, Gay D, Westberg H (1993) A biogenic hydrocarbon emission inventory for the USA using a simple forest canopy model. Atmos Environ 27:1673–1690

Lang F, Lang P (2007) Basiswissen Physiologie. Springer, Berlin/Heidelberg

Li Q (2010) Effect of forest bathing trips on human immune function. Environ Health Prev Med 15:9–17

Li Q, Nakadai A, Matsushima H, Miyazaki Y, Krensky AM, Kawada T, Morimoto K (2006) Phytonzides (wood essential oil) induce human killer cell activity. Immunopharmacol Immunotoxicol 28:319–333

Lichtenfeld S, Elliot AJ, Maier MA, Pekrun R (2012) Fertile green: green facilitates creative performance. Personal Soc Psychol Bull 38:784–797

Lluisa J, Roahtyn S, Yakir D, Rotenberg E, Seco R, Guenther A, Peñuelas J (2016) Photosynthesis, stomatal conductance and terpene emission response to water availability in dry and mesic Mediterranean forests. Trees 30:749–759

Louv R (2011) Das letzte Kind im Wald. Geben wir unseren Kindern die Natur zurück! Beltz, Weinheim

Lupp G, Rudolf H, Kantelberg V, Koch M, Weber G, Pauleit S (2016) Welcher Wald ist schön? Waldästhetik sucht nach Erklärungen für unser Landschaftsempfinden. LWF aktuell, Nr. 4. https://www.lwf.bayern.de/waldbesitz-forstpolitik/waldfunktionen-landesplanung/147262/index.php. Zugegriffen 22.02.2019

Matyssek R, Fromm J, Rennenberg H (2010) Biologie der Bäume. UTB Uni-Taschenbücher, Bd 8450. Eugen Ulmer, Stuttgart

Max-Planck-Gesellschaft (2012) Ein Katalysator für saubere Regenwaldluft. https://www.mpg.de/5047427/atmosphaere_selbstreinigungskraft_isopren. Zugegriffen am 20.03.2019

Max-Planck-Gesellschaft für chemische Ökologie (2007) Der Stumme Schrei der Limabohne. Kongressbericht. Max-Planck-Forschung Nr. 3, Jena. https://www.mpg.de/934657/W001_Biologie-Medizin_060_065.pdf. Zugegriffen am 21.03.2019

Mayer H (1986) Erholungsfunktion von stadtnahen und innerstädtischen Wäldern. In: Faust V (Hrsg) Wetter – Klima – menschliche Gesundheit. Hippokrates, Stuttgart

Mayer H (2003) Skript zum Vertiefungsblock „Forstliche Meteorologie" (Block Nr. 222) im Rahmen des reformierten Studienganges Forstwirtschaften an der Universität Freiburg, Freiburg

Meyers Lexikon (1989) Wie funktioniert das? Wetter und Klima. Meyers Lexikonverlag, Mannheim/Wien/Zürich

Mitscherlich G, Schölzke D (1977) Schalldämmung durch den Wald. Allg Forst Jagd-Ztg 148:125–143

Moll WLH (2013) Taschenbuch für Umweltschutz: ökologische Informationen, Bd III. Springer, Heidelberg

NDR (2019) Landesforsten verzeichnen 2018 enorme Waldschäden. https://www.ndr.de/nachrichten/niedersachsen/braunschweig_harz_goettingen/Landesforstenverzeichnen-2018-enorme-Waldschaeden,landesforsten156.html. Zugegriffen am 31.03.2019

Nowak DJ, Crane DE (2000) A modeling study of the impact of urban trees on ozone. Atmos Environ 34:1601–1613

Nowak DJ, Hirabayashi S, Bodine A, Greenfield E (2014) Tree and forest effects on air quality and human health in the United States. Environ Pollut 193:119–129

Nowak DJ, Hirabayashi S, Doyle M, McGovern M, Pasher J (2018) Air pollution removal by urban forests in Canada and its effect on air quality and human health. Urb Urb Gr 29:40–48

Orr N, Wagstaffe A, Briscoe S, Garside R (2016) How do older people describe their sensory experiences of the natural world? A systematic review of the qualitative evidence. BMC Geriatr 16:116

Pfadenhauer J (1973) Versuch einer vergleichend-ökologischen Analyse der Buchen-Tannen-Wälder der Schweizer Jura (Weissenstein und Chasseral). In: Bugmann H (Hrsg) Waldökologie Vertiefung Wald und Landschaft im Studiengang Umweltwissenschaften. ETH, Zürich

Pritzel M, Brand M, Markowitsch HJ (2003) Olfaktorisches und gustatorisches System. In: Gehirn und Verhalten. Spektrum Akademischer, Heidelberg

Rasmussen RA, Jones CA (1973) Emission of isoprene from leaf discs of Hamamelis. Phytochemistry 12:15–19

Ratcliff E, Gatersleben B, Sowden PT (2013) Bird sounds and their contributions to perceived attention restoration and stress recovery. J Environ Psychol 36:221–228

Ravindran S (2016) What sensory receptors do outside of the sense organs? The Scientist. https://www.the-scientist.com/features/what-sensory-receptors-do-outside-of-sense-organs-32942. Zugegriffen am 06.01.2019

Ruhr Universität Bochum. Duftrezeptor als Angriffsziel für Blasenkrebs-Therapie. https://news.rub.de/Presseinformationen/wissenschaft/2018-05-29-riechforschung-duftrezeptor-als-angriffsziel-fuer-blasenkrebs-therapie

Schuh A (2004) Klima- und Thalaossotherapie. Hippokrates, Stuttgart

Schuh A (2007) Biowetter. Beck Verlag, München

Sharkey TD, Wiberley AE, Donohue AR (2008) Isoprene emission from plants: why and how. Ann Bot 101:5–18

Smiatek G, Steinbrecher R (2006) Temporal and spatial variation of forest VOC emissions in Germany in the decade 1994–2003. Atmos Environ 40:166–177

Smidt S (1999) Lexikon der forstschädlichen Luftverunreinigungen. FBVA-Bericht 1997; Nr. 199, Aktualisierte Fassung 1999

Smidt S (2004) Waldschädigende Luftverunreinigungen. Eigenschaften – Nachweis – Monitoring – Waldschadensforschung – Immissionsschutz. BFW-Dokumentation Nr. 2. Schriftenreihe des Bundesamtes und Forschungszentrums für Wald, Wien

Stangl W (2018) Proust-Effekt. Lexikon für Psychologie und Pädagogik. https://lexikon.stangl.eu/15875/proust-effekt/. Zugegriffen am 20.11.2018

Steinbrecher R, Hauff K, Rabong R, Steinbrecher J (1997) Isoprenoid emission of oak species typical for the Mediterranean area: source strength and controlling variables. Atmos Environ 31-S1:79–88

Steinbrecher R, Smiatek G, Köble R, Seufert G, Theloke J, Hauff K, Ciccioli P, Vautard R, Curci G (2009) Intra- and inter-annual variability of VOC emissions from natural and semi-natural vegetation in Europe and neighbouring countries. Atmos Environ 43:1380–1391

Suda M (2018) Der Wald ist ein großer Organismus. Persönliche Mitteilung, 06.12.2018, München

Taylor RP, Spehar B, Van Donkelaar P, Hagerhall CM (2011) Perceptual and physiological responses to Jackson Pollock's fractals. Front Hum Neurosci 5:60

Tiedt N (1987) Die Abkühlung – eine physiologische und pathophysiologische Reaktion. Z Physiother 39:255–262

Tokin BP, Kraack E (1956) Phytonzide. Volk und Gesundheit, Berlin

Trenkle H (1989) Wetterfühligkeit vorbeugen und behandeln. Falken, Niederhausen

Umweltbundesamt (2019) Kopfschmerzen. https://www.umweltbundesamt.de/kopfschmerzen-0#textpart-2. Zugegriffen am 13.01.2019

Vlek C (2005) „Could we all be a little more quiet, please?" A behavioural-science commentary on research for a quieter Europe in 2020. Noise Health 7:59–70

Wagner P, Kuttler W (2012) Biogenes Isopren und sein Einfluss auf die sommerliche Ozonbelastung in urbanen Räumen am Beispiel der Stadt Essen. Posterpräsentation 2012, Fakultät für Biologie, Angewandte Klimatologie und Landschaftsökologie. Universität Düsseldorf, Essen. https://www.uni-due.de/imperia/md/content/geographie/klimatologie/isoprenposter_2012.pdf. Zugegriffen am 20.03.2019

Wiedinmyer C, Guenther A, Harley P, Hewitt CN, Geron C, Artaxo P, Steinbrecher R, Rasmussen R (2004) Global organic emissions from vegetation. In: Granier C, Artaxo P, Reeves CE (Hrsg) Emissions of atmospheric trace compounds. Kluwer, Dordrecht. www.bai.acd.ucar.edu/Data/BVOC/index.shtml

Wooller JJ, Rogerson M, Barton J, Micklewright D, Gladwell V (2018) Can simulated green exercise improve recovery from acute mental stress? Front Psychol 9:2167

Zemankova K, Brechler J (2010) Emissions of biogenic VOC from forest ecosystems in central Europe: estimation and comparison with anthropogenic emission inventory. Environ Pollut 158:462–469

Ziemann A, Ederer HJ, Stüber C, Hehn M, Bernhofer C (2016) Schalldämpfung durch Wald (Teil 1): vegetationsabhängige Abschirmwirkung von Wäldern – messtechnische Verifizierung eines akustisch-meteorologischen Modells. Heft 16. Schriftenreihe des Sächsisches Landesamt für Umwelt, Landwirtschaft und Geologie, Dresden

Zulley J (2005) Mein Buch vom guten Schlaf. Zabert Sandmann Verlag, München

4

Die Effekte des Waldaufenthaltes – aktuelle Studienlage

Inhaltsverzeichnis

Trailer

In diesem Kapitel werden Ihnen die relevanten Studien zu den kurz- und langfristigen gesundheitlichen Effekten des Waldbadens bzw. der Waldtherapie vorgestellt. Sie werden wissenschaftlich aufbereitet und bewertet. Dabei wird zwischen den entspannenden und erholsamen Effekten sowie den psychischen und den körperlichen Auswirkungen, auch auf verschiedene Krankheitsbilder, unterschieden.

Wenn Ihnen dieser Teil zu wissenschaftlich erscheint, dann blättern Sie direkt zum Fazit.

Grundsätzlich werden dem Aufenthalt in der Natur gesundheitsfördernde und präventive Effekte zugeschrieben. Viele Waldbesucher aus Asien und aus Deutschland, Österreich und der Schweiz geben in Befragungen an, dass sie aus gesundheitlichen Gründen in den Wald gehen (Roovers et al. 2002). Sie beschreiben auch, dass Aufenthalte im Wald mit Gesundheit assoziiert wer-

© Springer-Verlag GmbH Deutschland, ein Teil von Springer Nature 2019

A. Schuh, G. Immich, *Waldtherapie – das Potenzial des Waldes für Ihre Gesundheit*,

https://doi.org/10.1007/978-3-662-59026-3_4

den (Brei et al. 2010), insbesondere aufgrund der sauberen Luft und der Ruhe (O'Brien et al. 2012), dem Naturerleben und dem erreichten Abstand zur täglichen Routine (Hunziker et al. 2012). Ebenso wird die Möglichkeit, spazieren zu gehen oder zu wandern, als wichtig erachtet (Zundel und Völksen 2002).

In den einzelnen Studien zu den Benefits eines natürlichen Umfelds, die in den internationalen Datenbanken verfügbar sind, wurden zahlreiche emotionale, psychische und körperliche Parameter untersucht. Am häufigsten sind dies das Erholungsgefühl, Entspannung und Wohlbefinden sowie die psychischen, kognitiven und körperlichen Effekte wie kardiovaskuläre Parameter (Blutdruck und Puls oder Herzratenvariabilität als Indikator für Regeneration/ Gesundheit). Deutlich weniger häufig geht es um immunologische Parameter, körperliche Leistungsfähigkeit oder Schlafqualität bzw. -dauer. Einige wenige Studien haben sich auch mit den Auswirkungen von Shinrin-Yoku auf Krankheitsbilder wie ADHS, Depressionen und Atemwegserkrankungen befasst.

Die Erforschung der gesundheitlichen Effekte von Waldbesuchen hat ihre Wurzeln in Japan und Korea. Deshalb dominieren japanische Studien bis heute die Erkenntnisse zu Shinrin-Yoku bzw. Waldtherapie („forest medicine"). Es befassen sich nun aber auch zunehmend Studien aus Europa (Finnland, Schweden, Dänemark, Deutschland) und Nordamerika bzw. Australien mit der Waldtherapie.

Praktisch alle Studien über das Waldbaden beziehen sich (gemäß der Definition des Waldbadens) auf die Prävention. Meist waren die Aufenthalte im Wald nur kurz, manche dauerten mehrere Stunden. In wenigen Studien wurde im Wald übernachtet. Es waren teilweise Aufenthalte in Ruhe, was von den Japanern am meisten geschätzt wird, aber auch Aufenthalte, bei denen ein Spaziergang im Wald unternommen wurde. Häufig wurden die Ergebnisse mit denen einer Kontrollgruppe, die sich in der Stadt aufhielt und das Gleiche tat (auf einer Bank sitzen, in einem Park spazieren oder nur in der Stadt bummeln), verglichen (vgl. Abschn. 4.4).

4.1 Erholung und Entspannung

Erholung

Früher herrschte die Vorstellung vor, dass Erholung ein natürlicher Regulationsvorgang wäre, der sich durch genügend Pausenzeiten automatisch einstellen würde. Neuere Konzepte sehen Erholung als einen bio-psycho-sozialen Prozess, durch den jeder Einzelne seine geistige, körperliche und emotionale

Gesundheit selbst in die Hand nehmen und steuern kann. Erholung definiert Allmer (1996) als eine „beanspruchungsregulierende und gesundheitsfördernde Ressource, die jedem Einzelnen ermöglicht, mit Beanspruchungssituationen in gesunder Weise ausgleichend umzugehen und protektiv auf die Gesundheitserhaltung Einfluss zu nehmen". Auch die Regeneration durch eine Ruhephase nach Verletzung oder Krankheit wird als Erholung bezeichnet. Erholung wird somit als ein wechselseitiger Prozess verstanden, der einerseits aus Beanspruchung (körperlich, psychisch oder mental) und andererseits aus Erholungsphasen besteht (ebd.). Fehlt die Erholung, kommt es zu Erschöpfung, Müdigkeit, Schlaflosigkeit und Abgespanntheit.

Eine Überbeanspruchung von Körper und Psyche/Emotionen kann entweder durch Überforderung oder auch durch Unterforderung verursacht werden. Überlastung führt zur körperlichen und geistigen Ermüdung, zu verschiedenartigen Stress- und Anspannungsreaktionen und schließlich Erkrankungen. Stetige Überbelastung stört die Erholungsfähigkeit grundsätzlich, was langfristig negative Gesundheitsauswirkungen zeigt (Van Hooff et al. 2007). Außerdem belegen arbeitspsychologische Studien ein deutlich stärkeres Burn-out-Risiko für Personen mit zu geringen Erholungspausen (Sluiter et al. 1999). Unterforderungen hängen oftmals mit Monotonie bzw. psychischer Sättigung im (Arbeits-) Alltag zusammen. Dementsprechend sind je nach Beanspruchungsart unterschiedliche Erholungsmaßnahmen zielführend, um sich bestmöglichst zu erholen (Abschn. 5.3).

Wichtige Rollen für die Erholung spielen auch die Freude an der Natur und das Loslassen der täglichen Belastungen (Kaplan 1995). Die Chance, dem täglichen Stress zu entfliehen, das sog. „being away-Konzept", und die wahrgenommene Privatsphäre sind ebenso wichtig (Cervinka et al. 2014). Die Erholungseffekte können verstärkt werden, wenn die Landschaft den individuellen Erwartungen entspricht (vgl. Abschn. 3.3).

Wissenschaftlicher Konsens besteht über die erholungs- und gesundheitsfördernden Effekte von entschleunigenden Bewegungsaktivitäten, Body-Mind-Einheiten und aktiven oder passiven Entspannungsverfahren, die auch während des Shinrin-Yoku durchgeführt werden können.

Entspannung

Entspannung wird als „spezifischer körperlicher Prozess, der sich auf dem Kontinuum von Aktiviertheit und Deaktiviertheit bewegt", definiert (Diezemann 2011). Eine Entspannungsreaktion führt zu einer Verminderung der sympathikonen Erregungsbereitschaft und zu einer Modulation zentralnervöser Prozesse. Physiologisch, d. h. körperlich, zeigt sich Entspannung auf verschiedenen Ebenen (Vaitl 2009): Es kommt zu einer Abnahme des

Tonus der Skelettmuskulatur und Verminderung der neuromuskulären Reflextätigkeit. Im Herz-Kreislauf-System kommt u. a. es zu einer peripheren Gefäßerweiterung, einer geringfügigen Verlangsamung der Herzfrequenz und einer Senkung des Blutdrucks. Die Atemfrequenz verlangsamt sich, und die Atemzyklen werden gleichmäßiger, der Sauerstoffverbrauch nimmt ab. Außerdem zeigen sich Veränderungen im Immunsystem, im Magen-Darm-Bereich sowie zu einer Veränderung in der Stoffwechsellage.

Regelmäßig angewandte Entspannungsverfahren fördern die Entspannungsfähigkeit des Einzelnen und verbessern bzw. erweitern dadurch die individuelle Erholungskompetenz im Umgang mit Belastungssituationen (Fessler 2006). Dabei wirken passive Entspannungsmaßnahmen wie Schlaf, Massagen oder Bäder ebenso erholungsfördernd wie aktive Verfahren, wobei letzteren ein etwas stärkerer Effekt zugeschrieben wird (Allmer 1996).

Mittlerweile existiert eine Vielzahl an unterschiedlichen Entspannungs- und Body-Mind-Verfahren, die allesamt die Erholungsfähigkeit und das Wohlbefinden verbessern. Menschen, die sich in ihrer Freizeit mittels Entspannungsmethoden regelmäßig erholen, weisen geringere Gesundheitsprobleme und psychische Erschöpfung, weniger Schlafprobleme und insgesamt ein niedrigeres Erholungsbedürfnis auf (Abschn. 5.4).

Entspannung kann in unterschiedlicher Umgebung stattfinden: So haben beispielweise Museen, Kunstgalerien, Klöster sowie Einkaufszentren und Cafés einen nachgewiesenen Entspannungseffekt.

Die Natur bietet grundsätzlich einen besonders ausgeprägten Entspannungseffekt. Dies stellte eine Untersuchung aus England an 4500 Personen in unterschiedlichen Gegenden fest (Wyles et al. 2017): Aufenthalte in Naturschutzgebieten, Nationalparks, ländlich grüner Umgebung sowie Küstenlandschaften führen zu einem ausgeprägten Entspannungsgefühl, einer stärkeren Verbesserung des psychischen Wohlbefindens und dem dazugehörigen Erholungsgefühl als beispielsweise Besuche im Stadtgarten oder Park. Dabei wurden stärkere Effekte erzielt, wenn der Naturbesuch länger als 30 Minuten andauerte.

Der Wirkmechanismus der Entspannung in der Natur bzw. im Wald kann über einen psycho-evolutionären Ansatz (Ulrich 1979, Kap. 2) erklärt werden: Der Mensch hat im Laufe seiner Evolution Adaptationsprozesse an unterschiedliche Bedingungen (räumliche Offenheit, Anwesenheit von Strukturen/Mustern, Wasser) entwickelt, die zusammen das Gefühl von Sicherheit und Überleben vermitteln.

In einer Studie (Stigsdotter et al. 2017) wurde die Entspannung durch einen Aufenthalt im Wald mit der eines Besuchs in einer historischen Innenstadt verglichen. Der Wald war zusätzlich mit unterschiedlichen Sinnes- bzw.

Wahrnehmungsstationen ausgestattet, die gezielt eine Entspannungsreaktion einleiten bzw. diese verstärken sollten. Bezogen auf die körperlichen Parameter konnten jedoch keine Veränderungen in beiden Gegenden beobachtet werden. Allerdings verbesserten sich das Gefühl des Erschöpftseins sowie die gesamte Stimmung im Wald deutlich. Auch bezüglich der empfundenen Erholungswirkung zeigten sich zwischen historischer Innenstadt und Wald signifikante Unterschiede: Der Wald wurde als deutlich erholsamer empfunden. Es bestand ein direkter Zusammenhang zwischen dem Rückgang des Erschöpfungsgefühls und der faszinierenden Wirkung der Landschaft. Dies passt mit einer zweiten psycho-evolutionären Theorie zusammen, der Therorie zur Wiederherstellung der Aufmerksamkeit (Kaplan und Kaplan 1989), die sich mit der Faszination von abwechslungsreichen Landschaften beschäftigt (vgl. Abschn. 5.2).

Allerdings fördern wohl auch schon waldähnliche Umgebungen beruhigende und entspannende Reaktionen: So konnte bei älteren japanischen Frauen, die sich auf einer waldähnlich bepflanzten Krankenhaus-Dachterrasse aufhielten, eine Verbesserung der Herzfrequenzvariabilität erzielt werden (Matsunaga et al. 2011). Gleichermaßen kamen durch das Betrachten von Waldbildern eine Stimmungsverbesserung sowie Entspannungsreaktionen bei Studenten zustande (Song et al. 2018).

4.2 Psychische Effekte

Emotionale Befindlichkeit

Eine positive Gemütsregulierung aufgrund von Wald- und Naturbesuchen wird durch zahlreiche Studien untermauert. Im Allgemeinen gelingt die Gemütsregulation am besten in natürlicher Umgebung, da durch den Naturkontakt das Vertrauen in sich selbst gestärkt wird (Korpela et al. 2018). Ein Kirchenbesuch in der Stadt wurde gleichwertig beurteilt.

Wenn man über ein bestimmtes Thema „grübelt", hilft ein Waldspaziergang. Grübeln wird als übermäßiges und sich wiederholendes Nachdenken über ein bestimmtes Thema definiert. Lösungen werden dabei nur selten gefunden. Ein Spaziergang in der Natur und im Wald (Bratman et al. 2015) reduziert dies und hilft, aus dem Gedankenkarussell auszusteigen, über die eigene Situation neu und andersartig nachzudenken und somit Lösungen für das Problem zu finden. Durch Waldaufenthalte verbessert sich auch die *Stimmung*: Im Vergleich zum Aufenthalt in der Stadt (Park et al. 2010) kann eine deutliche Verminderung von Anspannung, Wut, Depression und Erschöpfung dokumentiert werden.

Eine taiwanesische Studie mit älteren Probanden untersucht die emotionsregulierenden Effekte eines zweistündigen Waldbaden-Programms (Yu et al. 2017). Das Programm besteht aus der Aktivierung von vier Sinnen (Seh-, Geruchs-, Hör- und Tastsinn) während des Aufenthaltes in einem alpinen Waldareal. Die Auswirkungen auf das Gemüt waren durchweg signifikant positiv: Negative Stimmungen, Wut, Feindseligkeit, Anspannungen und Erschöpfung reduzieren sich, positive Stimmung und Vitalität nehmen zu. Da das emotionale Befinden auch auf zellulärer Ebene wirksam wird, ist eine Zunahme des Gefühls der Vitalität mit einer stärkeren Abwehrkraft des Immunsystems verbunden (Cohen et al. 2006). Schließlich wurde der Waldbesuch signifikant als angstreduzierend wahrgenommen.

Auch europäische Studien widmen sich verstärkt den Effekten von Waldaufenthalten auf die Gemütsverfassung. So zeigt eine schwedische Studie (Dolling et al. 2017), dass ein zweimal pro Woche stattfindender Waldbesuch über 3–4 Stunden bei stressbelasteten Personen eine Verbesserung der Gesundheit in Form von einer Reduzierung von Erschöpfung, Stress und Burn-out-Symptomen hervorgerufen hat, auch der Schlaf verbesserte sich. Allerdings wirken eine gleich häufige und ebenso lange heimwerkerähnliche Beschäftigung genauso wie das Waldbaden. Auch mental profitierten die Teilnehmer von beiden mehrmonatigen Programmen. Sie fühlten sich stärker entspannt, vitaler, aufmerksamer, glücklicher, friedvoller und klarer im Kopf.

Ebenso wird eine Verbesserung des allgemeinen *Wohlbefindens* dokumentiert (Korpela et al. 2018). Denn eine positive Impulskontrolle durch einen Aufenthalt in der Natur führt zu besserem allgemeinem Wohlbefinden. Und je effektiver die Probanden die Emotionsregulierung in der Natur erleben, desto gesünder fühlen sie sich. Das psychische Wohlbefinden in Naturlandschaften, das eng mit dem körperlichen gekoppelt ist, wurde in England mithilfe von Daten aus einer nationalen Longitudinalstudie bei Menschen aus über 5000 Haushalten zwei Jahre vor sowie drei Jahre nach Umzug in die Stadt oder ins Grüne erfasst. Dabei zeigte sich eindeutig, dass das psychische Wohlbefinden durch den Wohnortwechsel beeinflusst werden kann. So bewirkte ein Umzug ins Grüne ein spontan ansteigendes psychisches Wohlbefinden im ersten Jahr, gefolgt von geringeren, jedoch anhaltenden signifikanten Verbesserungen in den drei Folgejahren. Das psychische Wohlbefinden hat sich nach dem Umzug schnell verbessert und blieb über Jahre hinweg weitgehend stabil. Bei einem Wohnungswechsel in urbane Gegenden kam es dagegen initial nach dem Umzug zu einem Einbruch des psychischen Wohlbefindens. Es zeigte sich zwar auch in den drei Folgejahren wieder eine Verbesserung, jedoch waren die Effekte klein und nicht signifikant.

Stressreduktion

Die Komplexität und Beschleunigung des Lebens allgemein und insbesondere im heutigen Arbeitsleben stellen jeden Menschen vor besondere Herausforderungen. Bedingt durch den technischen Fortschritt und die rasante Weiterentwicklung prägt die elektronische Kommunikation inzwischen den Alltag der meisten Menschen. Leben und Arbeit stehen daher immer häufiger unter dem Einfluss von unbefristeter, rund um die Uhr möglicher Erreichbarkeit. Dies führt neben weiteren lebenstilbedingten Einflüssen zu andauerndem Stress.

In einer neueren Umfrage geben 11 % der Deutschen an, einer überdurchschnittlichen Stressbelastung ausgesetzt zu sein, wobei Frauen signifikant stärker betroffen sind als Männer (Hapke et al. 2013). Es ist bekannt, dass sich Stress neben der psychischen Belastung auch auf zahlreiche Körperfunktionen negativ auswirkt und zu Erkrankungen führt. Die Psycho-Neuro-Immunologie hat beispielsweise nachgewiesen, dass vor allem chronischer Stress das Immunsystem beeinträchtigt. Deshalb wird ein Mensch, der dauerhaft gestresst ist, eher krank.

Natur und Wald reduzieren eine Stressbelastung. Dabei scheinen Menschen mit sehr hoher chronischer Stressbelastung am stärksten von den Waldbesuchen zu profitieren und einen deutlichen Stressabfall aufzuweisen (Morita et al. 2007).

Psychologische und physiologische Messungen an Japanern dokumentieren, dass 15- bis 20-minütiges Sitzen oder Gehen in Wäldern im Vergleich zur selben Aktivität in Städten entspannender auf Körper und Geist wirkt. Es konnte eine verringerte Konzentration von Stresshormonen (Kortisol/ Adrenalin) sowie ein Umschalten des Nervensystems auf Regeneration (u. a. Song et al. 2015; Hansen et al. 2017) nachgewiesen werden. So deutet sich an, dass schon ein kurzer Aufenthalt im Wald zu spontanen stressmindernden Reaktionen führen kann. Ob allerdings ein so kurzer Waldaufenthalt zu einer nachhaltigen, über den Moment hinausgehenden Stressreduktion führt, ist noch unklar.

Eine chinesische Studie untersuchte Veränderungen der Gehirnaktivität während eines 15-minütigen Besuchs eines Bambuswaldes im Vergleich zur Hirnaktivität in einer urbanen Gegend (Hassan et al. 2018). 60 Probanden wurden mit einem mobilen EEG-Gerät ausgestattet und die Ergebnisse zeigten deutlich, dass gleich zu Beginn des Waldbesuches die Alpha-Wellen signifikant anstiegen und auf diesem Niveau blieben. Alpha-Wellen produziert das menschliche Gehirn im Einschlafstadium, sie können jedoch auch im Wachen auftreten und werden als Zustand körperlicher Entspannung bzw. Ruhe beschrieben. Als dieselben Teilnehmer am nächsten Tag ein urbanes Umfeld besuchten, sank die Alpha-Wellen-Aktivität schnell ab. Die Zunahme im Wald kann somit als Vorgang mentaler Entspannung verstanden werden, wohingegen der Stadtbesuch von den Autoren als Stressbelastung interpretiert wird. Der deutlich stressreduzierende Effekt eines Aufenthaltes im Wald konnte analog auch anhand reduzierter Alpha-Amylase-Werte im Speichel dokumentiert werden (u. a. Tsunetsugu et al. 2010).

Mit einem allgemeinen präventiven Effekt des Waldbadens aufgrund Stressreduktion durch stärkere Betonung der parasympathischen Aktivität des autonomen Nervensystems beschäftigen sich zahlreiche Studien. Beispielsweise wurden 168 Probanden in 14 verschiedenen Waldgebieten (Park et al. 2011) mit Städtern verglichen: Dabei wurden ein 15–20minütiger Waldaufenthalt (ruhig sitzend) oder eine körperliche Aktivität (Waldwandern) untersucht. In beiden Studiendesigns kam es zu vergleichbaren Ergebnissen. So zeigten sich beim ruhigen Sitzen im Wald ein relevanter Abfall des Kortisolspiegels, eine Abnahme der sympathikotonen Aktivität sowie der Herzfrequenz. Gleichzeitig erhöhte sich die parasympathische Nervenaktivität deutlich (um 55 %). Zudem wurden Aktivitätsveränderungen in bestimmten Hirnregionen gemessen, die für Stressverarbeitung zuständig sind (Park et al. 2007). Die Verschiebung hin zu mehr parasympathischer Aktivität, also die beruhigenden und entspannenden Effekte des Waldbadens, werden zusammenfassend in einem Review von Tsunetsugu et al. (2010) mit unterschiedlich langen Zeitspannen dargelegt. Die Entspannung zeigt sich gleichzeitig immer in einer Reduzierung von Puls- und Blutdruck-Werten (u. a. Hassan et al. 2018). Zwei 90minütige Waldaufenthalte an einem Tag zeigten bei den Biomarkern für Stress (Kortisol und Immunglobulin A) eine Verringerung (Mao et al. 2012b). Bei Städtern konnte dagegen keine Änderung beobachtet werden. Weiterhin zeigte sich die Stressreduktion nach 3x 120minütigem Waldaufenthalt durch eine Verminderung des Adrenalinspiegels im Urin. Dies lässt ebenfalls auf eine parasympathische Reaktion schließen.

Diese Untersuchungen werden gleichermaßen durch weitere Studien aus dem asiatischen Raum, aber auch z. B. aus Finnland (Karjalainen et al. 2010) bestätigt. Auch hier wurden stressreduzierende Effekte der Waldtherapie im Vergleich zur städtischen Kontrollgruppe gefunden. Auch in Südkorea wurden die entspannenden gesundheitsfördernden Effekte untersucht und bewiesen (Shin et al. 2010).

Die stressmindernden Effekte des Waldbadens scheinen zusätzlich durch unterschiedliche Persönlichkeitstypen modifiziert zu werden (Song et al. 2013). So reagieren Japaner mit Typ-A-Verhaltensmuster (Siegertyp, sehr leistungsbereit, gewinnorientiert, aggressiv, feindselig, stressbelastet, unsensibel gegenüber der Umwelt) physiologisch nicht so gut auf einen Waldbesuch als ein Mensch mit Typ-B-Verhaltensmuster (gelassen, ausgeglichen, kompromissbereit, stressresistent). Entspannende, stressvermindernde Effekte wie eine Senkung der Pulsfrequenz wurden in dieser japanischen Untersuchung nur bei den Typ-B-Menschen gefunden. Allerdings fand das Waldbaden nur in Form eines 15-minütigen Sitzens statt. Man kann davon ausgehen, dass Typ-A-Menschen nur einfach länger brauchen, um sich zu entspannen. Dies wird in der psychologischen Literatur zur Typ-A-Persönlichkeit auch so beschrieben.

Morita et al. (2007) dokumentieren in ihrer Studie mit knapp 500 jungen, körperlich gesunden Japanern deutlich positive Effekte auf die Psyche. Bereits nach 2,5stündigem Aufenthalt im Wald weisen die Probanden eine signifikante Verringerung von depressiven Gefühlen, Feindseligkeit und Angst im Vergleich zur Kontrollgruppe auf. Zeitgleich kommt es zu einer Zunahme eines Gefühls von „mehr Lebendigkeit". Auch diese Untersuchung unterstreicht, dass die Waldumgebung auf die Psyche positive Effekte ausübt. Die stimmungsaufhellende Wirkung durch den Aufenthalt im Wald wirkt offensichtlich umso stärker, je größer die seelische Belastung des Einzelnen ist.

Auch bei stark ausgeprägten stressbedingten Symptomen wie Burn-out kann der Waldaufenthalt wirken. Eine Untersuchung an Patienten einer Stressklinik kommt zu dem Ergebnis (Sonntag-Öström et al. 2011), dass Waldaufenthalte sowie die Durchführung therapeutischer Interventionen in Waldlandschaften die Behandlung stressbedingter Erschöpfung sehr gut unterstützen können.

Entspannende, stressmindernde Reaktionen lassen sich beim Menschen jedoch auch virtuell erzeugen: Ein 3-D-Film über einen Wald, mit Naturszenen aus dem Waldinneren und den entsprechenden Geräuschen, führt bei den Betrachtern zu einer parasympathischen Reaktion, die stressreduzierend wirkt (u. a. Annerstedt et al. 2013).

Zusammenfassend zeigen die Studien, dass durch Waldaufenthalte die Aktivität des sympathikotonen Nervensystems gedämpft und das parasympathische besonders angesprochen wird. Dadurch tritt ein entspannender, stressverminderter Effekt ein (Meyer und Bürger-Arndt 2014). Somit kann insgesamt als bestätigt angesehen werden, dass ein Aufenthalt im Wald eine stressvermindernde und stimmungsverbessernde Wirkung hat. Für diesen Effekt scheint ein mehrstündiger Aufenthalt im Wald zu genügen. Nach einer neuen Studie sind pro Woche mindestens 2, besser noch bis zu 5 Stunden zielführend (White et al. 2019) So muss für Gesundheitsförderung und allgemeine Prävention und insbesondere im Sinne einer Stressreduktion empfohlen werden, dass regelmäßige und in kurzen Abständen wiederholte Waldaufenthalte von mehreren Stunden vorgenommen werden!

Kognitive Effekte: Gedächtnis- und Aufmerksamkeitsleistung
Man kann sich Bilder von Naturlandschaften besser merken als Aufnahmen von Städten (Berman et al. 2008).

Vergleicht man kognitive Fähigkeit und Aufmerksamkeit in der Natur mit denen in der Stadt, zeigt sich eine signifikante Verbesserung der Gedächtnis- und Aufmerksamkeitsleistung nach einem Spaziergang im Wald. Gleichzeitig fühlen sich die Probanden, die einen ca. 50-minütigen Spaziergang in einem Wald/Park durchführten, erholt. Nach Aufenthalt an dicht befahrenen Straßen der Innenstadt kommt es dagegen zu keiner Verbesserung (ebd.).

Lärm und Geräusche stören die Gedächtnisleistung, im Wald ist es dagegen ruhig, und dies erhöht die Gedächtnisleistung. Wenn Probanden Bilder oder Filme von Naturlandschaften sehen, aber zeitgleich urbanes Verkehrsrauschen oder ein Stimmenwirrwar zu hören bekommen und danach Gedächtnisaufgaben lösen müssen, dann beeinträchtigt das urbane Verkehrsrauschen die Gedächtnistests. Nur das Betrachten der Naturbilder in Kombination mit den typischen Geräuschen im Wald führt dagegen zu keinerlei Einschränkungen und stört die Gedächtnisleistung nicht (Benfield et al. 2010). Auf dieses Ergebnis reagieren bereits einige US-Nationalparks, indem sie versuchen, unterschwellige Verkehrsgeräusche zu minimieren und dadurch den Besuchern einen deutlich höheren Erholungseffekt zu ermöglichen.

Diese Ergebnisse zur Gedächtnisleistung werden durch eine Vielzahl von Studien untermauert, die sich auf die „Attention restoration theory" von Kaplan (1995) stützen: Angenehme und faszinierende Reize, z. B. ein Sonnenuntergang oder Lichtreflexe im Wald, führen dazu, dass man entspannt-aufmerksam ist. Im Gegensatz leiten die plötzlichen Stimuli in der Stadt (z. B. Autohupen) eine sofortige Stressreaktion ein.

Alte Menschen genießen die Natur am meisten, wenn sie diese z. B. sitzend beobachtend erleben können, und das am besten noch in Gemeinschaft (Orr et al. 2016). Die Senioren erfreuen sich an der Schönheit der Natur und schöpfen daraus Kraft und Vitalität. Dabei spielt das multisensorische Erleben der Natur eine große Rolle – frische Luft, Sonnenschein und bunte Naturlandschaften gehören zum Naturgenuss dazu. Besonders Demenzerkrankte profitieren von Naturaufenthalten und zeigen eine verbesserte Schlafqualität und ein angestiegenes Wohlbefinden (Orr et al. 2016), auch die Erinnerungsfähigkeit von Patienten mit Demenz steigert sich (Whear et al. 2014).

Durch eine baumreiche Umgebung können selbst Schulleistungen günstig beeinflusst werden (Sivarajah et al. 2018): Je näher und dichter Bäume an die

Schule angrenzen, desto besser wurden die schulischen Leistungen. Somit macht grüne Umgebung nicht nur gesünder, sondern steigert auch die kognitive Leistungsfähigkeit.

Psychische Erkrankungen

Es scheint, dass eine Therapie in der Natur für Patienten mit Depressionen günstige Effekte aufweist. Deshalb wird heute bereits ein Wald oftmals bei der Behandlung depressiver Patienten als Therapieraum genutzt. So zeigt eine im Wald durchgeführte Verhaltenstherapie bei depressiven Patienten bessere Erfolge als die gleiche Therapie im Krankenhaus (Kim et al. 2009). Auch ein neuntägiges Waldcamp für depressive ehemalige Alkoholiker dokumentiert in einer randomisierten kontrollierten Studie im Vergleich zur Standardbehandlung eine deutliche Verbesserung des psychischen Befindens, ebenso schliefen die Patienten besser (Shin et al. 2012). Psychisch stärker belastete Personen erzielen dabei eine größere Verbesserung.

Konkrete Programme der Waldtherapie bei Depressionen bestehen hauptsächlich aus Spazierengehen im Wald, ergänzt durch Walderfahrung mit den fünf Sinnen, Qigong, Waldbetrachtung, Waldmeditation, Aromatherapie, Kräutertee-Therapie und Handarbeiten mit Naturmaterialien.

Den Nutzen solcher Programme weist eine qualitativ hochwertige Meta-Analyse mit 28 randomisierten Interventionsstudien (d. h. mit Kontrollgruppe) nach, die die Effekte unterschiedlicher Waldtherapie-Programme bei depressiven Patienten erhebt (Lee et al. 2017). Obwohl sich Länge und Dauer des Waldaufenthaltes und die Programminhalte in den einzelnen Studien unterschieden, zeigt das Ergebnis der Analyse, dass depressive Patienten grundsätzlich eine Verbesserung durch Waldtherapie erfahren können.

Bei Schlaganfallpatienten oder Herzpatienten, die unter Depressionen oder Angstzuständen leiden, verringern sich die Symptome unter einem viertägigen Waldtherapieprogramm ebenfalls. Waldbaden oder Waldtherapie kann deshalb bei diesen Patienten durchaus als ergänzende oder alternative Therapieoption empfohlen werden (Chun et al. 2017).

4.3 Körperliche Effekte

Insgesamt befassen sich nur wenige Studien mit der Behandlung von bestehenden Erkrankungen im Wald, da Waldbaden bzw. Waldtherapie und Waldmedizin bislang hauptsächlich präventiv orientiert sind.

Ein einmaliger, kurzzeitiger Aufenthalt im Wald scheint nach heutigem Wissensstand – neben den erwähnten möglichen akut stressreduzierenden

Effekten – keine körperlichen Auswirkungen zu haben. Darauf weist eine systematische Übersichtsarbeit (Bowler et al. 2010) hin, die den Nutzen bzw. die Effekte von Grünflächen/Parks/Wald im Vergleich zum städtischen Umfeld (mit denselben Aktivitäten) bewertet. Es zeigt sich, dass bei kurzen Aufenthaltsdauern von weniger als einer Stunde (z. B. Spazierengehen, Wandern oder Joggen) keine evidenten positiven physischen Effekte auf die Gesundheit bzw. Wohlbefinden zu belegen sind. Somit bedarf es noch grundsätzlich weitergehender, hochwertigerer Studien (vgl. Abschn. 4.4), um körperliche Veränderung aufgrund kurzzeitiger Waldaufenthalte nachzuweisen.

Bei mehrstündigen Aufenthalten im Wald verspricht die Datenlage eher körperliche Wirkungen, dennoch handelt es sich weitgehend um Effekte im präventiven Sinne. Im Hinblick auf einzelne *präventive körperliche Effekte* ist die Datenlage wie folgt:

Blutdruck

Bei zahlreichen Studien, in denen junge gesunde Teilnehmer (meist Studenten) untersucht worden sind, wurden zwar selbst bei nur 15minütigem Aufenthalt vereinzelt kurzzeitige blutdrucksenkende Effekte (Hassan et al. 2018) beschrieben, in anderen Studien mit mehreren Waldaufenthalten wurde dagegen kein blutdruckregulierender Effekt dokumentiert (Morita et al. 2011a). Dies ist auch nicht weiter überraschend, da sich der Blutdruck bei den jungen gesunden Probanden bereits ohnehin im optimalen Bereich befunden haben müsste.

Ältere Menschen dagegen, die vormittags und nachmittags jeweils 90 Minuten im Wald spazieren gehen, zeigen eine signifikante Reduktion des Blutdrucks (Mao et al. 2012a). Auch bei Personen mittleren Alters (Ohe 2017) kann ein blutdrucksenkender Effekt dokumentiert werden: Hierbei wurden 40- bis 60-jährige Büroangestellte (zwei Drittel waren Frauen) mit einem normalhohen Blutdruck bzw. einem grenzwertig erhöhten Blutdruck (über 120 mmHg) untersucht. Nach mehrstündigem Waldbaden zeigte sich eine Reduktion des Blutdrucks, die noch 3–5 Tage anhielt. Personen mit einem grenzwertig erhöhten Blutdruck erzielten insgesamt stärkere Verbesserungen als Personen mit normalem Blutdruck. Folglich profitieren Personen mit einem milden Bluthochdruck besonders von der entspannenden Wirkung eines mehrstündigen Waldbades (Ohe 2017).

Zu den gleichen Ergebnissen kommt eine südkoreanische Studie (Lee und Lee 2014). Nach einem einstündigen Waldspaziergang sinkt der Blutdruck bei den älteren weiblichen Probanden gegenüber der Kontrolle signifikant ab. Gleichzeitig verbessern sich die Lungenkapazität und die Elastizität der Arterien.

Schließlich fasst eine aktuelle systematische Literaturübersicht inklusiver Meta-Analyse die verschiedenen Studien zur Waldtherapie und zum Blutdruckverhalten zusammen. Die Autoren attestieren dem Waldaufenthalt einen signifikant positiven blutdrucksenkenden Effekt (Ideno et al. 2017). Somit kann man davon ausgehen, dass sich die oben beschriebene, eindeutig festgestellte Stressreduktion durch den Waldaufenthalt auch auf den systolischen Blutdruck auswirkt.

Waldaufenthalte scheinen auch das Potential zu haben, die Entstehung von Arteriosklerose hinauszuzögern. Erste Hinweise auf kardio-protektive Effekte liefert die oben genannte Studie (Lee und Lee 2014) mit jeweils 40 Personen. Bei normalgewichtigen Seniorinnen, kommt es zu einer messbaren physiologischen Entspannungsreaktion im Gefäßsystem. Die Vergleichsgruppe in der Stadt erlebt dagegen in allen Herz-Kreislauf-Parametern eine Verschlechterung. Chronischer und oxidativer Stress wie in der Stadt fördert die Entstehung von Gefäßverkalkungen. Waldaufenthalte können dagegen auch hinsichtlich der Arteriosklerose-Entstehung gesundheitsprotektiv wirksam sein.

Bei Japanern genügt allerdings schon der Anblick eines Waldes, um eine Senkung von Puls und Blutdruck hervorzurufen (Song et al. 2013). Man kann davon ausgehen, dass diese ausgeprägte Reaktion dem hektischen und stressigen Leben in den japanischen Städten und dem anderen kulturellen Hintergrund geschuldet ist.

Zusammenfassend erzielt ein mehrstündiges Waldbaden eine Senkung des Blutdrucks, besonders bei Menschen ab dem mittleren Lebensalter mit leicht erhöhten Blutdruckwerten. Dies ist ein wichtiger präventiver Faktor des Waldbadens! Der Aufenthalt im Wald vermindert somit über eine Blutdruckreduktion das Risiko für Herz- und Gefäßerkrankungen. „Waldbaden" fördert folglich die Herz-Kreislauf-Gesundheit.

Immunsystem

In der Fachliteratur und der Öffentlichkeit wird intensiv darüber diskutiert, ob Waldaufenthalte zu günstigen Veränderungen im Immunsystem mit allen positiven Konsequenzen für die Vermeidung bzw. Heilung verschiedenster Erkrankungen führen können. Wenn es Auswirkungen auf das Immunsystem gibt, kann man nach dem heutigen Forschungsstand davon ausgehen, dass die hohe Luftqualität im Wald sowie der durch körperliche Aktivität bzw. ruhige Übungen im natürlichen Umfeld reduzierte Stressspiegel und die Entspannung im Wald die wichtigsten Rollen spielen. So gibt es auch Hinweise, dass es allein durch einen Anstieg der parasympatischen Aktivität zu einer Aktivitätserhöhung der Killerzellen kommen könnte. Günstige Effekte von Waldbesuchen auf das Immunsystem finden sich in einem Anstieg der

Immunglobuline A, G und M (Ohira et al. 1999) und einem Rückgang von Stresshormonen bei gesunden Probanden (Li 2017). Somit können sich Waldaufenthalte auf das Immunsystem positiv auswirken.

Als Wirksubstanzen auf immunologische Parameter kommen aber auch die Phytonzide der Nadelbäume in Betracht – in der asiatischen Literatur wird häufig über eine positive Wirkung insbesondere von Terpenen auf das Immunsystem berichtet. Der wissenschaftliche Kenntnisstand hierzu ist allerdings noch sehr gering bzw. auch widersprüchlich (vgl. Abschn. 4.4):

Im Vordergrund der Diskussion stehen dabei die Studien des japanischen Professors Li. Er untersuchte 13 gesunde Krankenschwestern, die drei Tage und zwei Nächte in einer Waldumgebung verbrachten (Li et al. 2008a). Die Messungen von NK-Zellen, T-Zellen und Stresshormonen erfolgte vor dem Aufenthalt, am zweiten und dritten Tag in der Natur sowie sieben und 30 Tage nach der Rückkehr ins normale Leben. Bei allen Versuchspersonen kam es zu einer signifikanten Zunahme der Aktivität der natürlichen Killerzellen sowie zu einer signifikanten Reduktion der Stresshormone Adrenalin und Noradrenalin. Beide Verbesserungen konnten noch nach sieben Tagen gemessen werden. Eine Folgestudie (Li et al. 2007 und 2008b) untersuchte das Immunverhalten bei zwölf Männern, die sich über drei Tage hinweg zweimal täglich für zwei Stunden im Wald aufhielten: Die natürliche Killerzell-Aktivität stieg an, die Konzentrationen der Stresshormone Adrenalin und Noradrenalin fielen signifikant ab. Der angestiegene Level der NK-Zellen ließ sich noch nach weiteren sieben Tagen nachweisen. Das selbe Ergebnis liefert ein Tagesausflug in den Wald (Li et al. 2010). Da die drei Studien zu demselben Ergebnis kommen, gibt es anscheinend keinen Unterschied in der Immunantwort zwischen mehrmaligen zweistündigen und mehrtätigen Waldaufenthalten. Somit könnte man aus Lis Studien schließen, dass für eine mögliche Stimulation des Immunsystems bei Gesunden – wenn aufgrund der geringen Teilnehmerzahl überhaupt (vgl. Abschn. 4.4) – ein mehrmaliger und mehrstündiger (von jeweils mindestens vier Stunden) Waldaufenthalt erfolgen muss. Allerdings wiederholte eine chinesische Arbeitsgruppe (Mao et al. 2012b) die letzte Studie von Li und konnte seine Killerzell-Ergebnisse nicht bestätigen. Auch bei Patienten mit COPD konnte kein Absinken der Killerzell-Aktivität nach einem mehrtägigen Waldbesuch nachgewiesen werden (Jia et al. 2016). In einer koreanischen Waldbadenstudie bei Patienten mit chronischem Schmerzsyndrom regte dagegen die Waldatmosphäre die Aktivität der Killerzellen an (Han et al. 2016).

Die Ergebnisse, wie sich das Waldbaden auf die Aktivität von Killerzellen auswirkt, sind somit widersprüchlich. Deshalb muss grundsätzlich die Feststellung, dass die Aktivität der „natürlichen Killerzellen" im Körper durch den Aufenthalt im Wald – und speziell aufgrund der Anwesenheit von

Phytonziden – erhöht wird und dieser Effekt sogar einige Tage lang anhält, aus wissenschaftlicher Sicht ernsthaft hinterfragt werden. Auch die in den Medien kursierenden Behauptungen, dass durch die Einwirkung von Phytonziden während Waldaufenthalten ein Schutz sogar gegen Krebserkrankungen erzielt werden kann, müssen zum heutigen Zeitpunkt als unwissenschaftlich und spekulativ bezeichnet werden (vgl. Abschn. 4.4).

Es gibt jedoch auch neuere Studien, die den Vorteil haben, dass sie mit etwas mehr Probanden durchgeführt wurden (vgl. Abschn. 4.4) und andere Immunparameter erheben. So kann eine Studie mit 36 Patienten, die an chronischer Herzschwäche litten, deutlich positive Effekte von mehrtägigen Waldaufenthalten belegen (Mao et al. 2018): Innerhalb eines Monats verweilten die Patienten jeweils einmal bzw. zweimal vier Tage und Nächte in einem chinesischen Wald. Die bei chronisch Herzkranken oftmals erhöhten Entzündungsmediatoren wie TNF-α, BNP, Zytokine oder oxidativer Stress sanken nach den Waldaufenthalten deutlich ab. Bereits in einer Vorgängerstudie konnten Mao et al. (2012a) auf die positiven Effekte eines Waldaufenthaltes bei Herzpatienten hinweisen, da es zu einer Verbesserung der Entzündungsparameter der Gefäßwände gekommen war. Zusammenfassend gaben die beiden Studien erste Hinweise auf einen zusätzlichen Gesundheitsnutzen durch Waldbesuche bei chronisch Herzkranken. Auch Im et al. (2016) konnte in einer kontrollierten Studie während eines zweistündigen Aufenthalts im Wald im Vergleich zu einem gleich langen Stadtaufenthalt bei jeweils 40 Personen die gleichen gesundheitsprotektiven Ergebnisse nachweisen: Subjektive Stressbelastung sowie die an Entzündungen beteiligten Immunwerte sanken durch einen Waldbesuch ab.

Es wird auch spekuliert (Yatsunenko et al. 2012), dass sich die Interaktion von Mikroben aus der Waldluft oder insbesondere der Erde des Waldbodens auf die Immunregulation des Menschen auswirken könnte. Hintergrund sind Studien, die zeigten, dass Kinder, die in einer ländlichen Umgebung mit entsprechender natürlicher Verschmutzung aufgewachsen sind, weniger allergische Erkrankungen entwickeln als Kinder, die in der Stadt in einer mikrobenärmeren Umgebung leben (von Mutius 2019). Folglich scheint eine mehr oder weniger sterile Umgebung bei unterschiedlichen chronischen Erkrankungen entzündungsförderlich zu sein (u. a. Hanski et al. 2012). Es gibt auch Hinweise darauf, dass urban lebende Menschen eine geringere Vielfalt an Darmmikroben aufweisen als Menschen mit viel Naturkontakt (Rook 2013). Das umfangreiche natürliche Mikrobiom des Waldes könnte mit der Haut sowie dem Atemtrakt interagieren. Beide sind neben dem Darm an der Immunregulation beteiligt (Flandroy et al. 2018). Der Kontakt mit dem Mikrobiom des Waldes könnte somit einen Beitrag zur natürlichen

Harmonisierung und Regulierung des Immunsystems leisten. Allerdings muss man beachten, dass Mikroben auch krank machen können (Kap. 6).

Schlafqualität

Der Einfluss von Waldaufenthalten auf die Schlafqualität bzw. auf Schlafstörungen wurde in einer japanischen Studie mit 71 körperlich gesunden Probanden mit Schlafstörungen, die über acht Tage jeweils zwei Stunden einen Waldspaziergang absolvierten, untersucht (Morita et al. 2011b). Dabei wurden bei allen jeweils in den Nächten vor und nach dem Spaziergang gemessenen Schlafparametern (Schlafdauer, -tiefe und -qualität und nächtliche Bewegung bzw. Unruhe) signifikante Verbesserungen erzielt. Zudem zeigte sich, dass eine Wanderung im Wald am Nachmittag deutlich positivere Auswirkungen auf das Schlafverhalten hat als am Morgen. Personen mit Schlafstörungen haben somit einen deutlichen Benefit, wenn sie nachmittags zwei Stunden im Wald spazieren gehen. Grund dafür können der Stressabbau, aber auch die körperliche Bewegung während des Waldspaziergangs sein. Auch eine weitere Untersuchung zeigt eine Zunahme der Schlafdauer während des Waldbaden-Programms, das allerdings nur mit zwölf Personen durchgeführt wurde (Kawada et al. 2012).

Body-Mass-Index (BMI)

Eine kalifornische Arbeitsgruppe untersuchte multizentrisch über sieben Jahre hinweg den Zugang von Menschen zu Grünflächen/Parks/Wald und konnte einen Zusammenhang zwischen einer Reduzierung des BMI und der Anzahl von Parkbesuchen dokumentieren (Stark et al. 2014). Grund dafür ist wohl, dass die Nutzung der Natur, beispielsweise in Form eines nahen Waldes, die körperliche Aktivität und damit den Stoffwechsel fördert.

Manifeste Erkrankungen

Somit belegt eine Vielzahl an Studien eindeutige präventive Effekte des Waldbadens hinsichtlich Blutdruck, Schlafqualität und – zumindest indirekt über die stressregulierende und erholungsfördernde Wirkung – auf das Immunsystem.

In letzter Zeit wird häufiger untersucht, ob – neben den Depressionen (vgl. Abschn. 4.2), die sowohl psychische als auch körperliche Auswirkungen haben – manifeste Krankheitsbilder auf das Waldbaden bzw. die Waldtherapie ansprechen. Dazu gehören:

Atemwegserkrankungen

Personen, die ständig in hohem Maße Luftschadstoffen ausgesetzt sind (vgl. Abschn. 3.4), profitieren von den entlastenden Bedingungen in den Wäldern, denn um eine Verschlechterung ihres Krankheitsbildes zu verhindern, benötigen Asthmatiker und Patienten mit chronischer Bronchitis und mit chronisch obstruktiver Lungenerkrankung (COPD) saubere Luft. Aufgrund der heutigen Umweltbedingungen ist saubere Luft aber fast nur noch in den Wäldern zu finden.

Bei 20 Patienten mit einer chronischen Atemwegserkrankung (COPD) wurde ein Absinken aller Entzündungsparameter nach einem mehrtägigen Waldbesuch gefunden, wohingegen diese in der urbanen Vergleichsgruppe anstiegen (Jia et al. 2016). Die Autoren erklären diesen Effekt als eine starke Entlastung von Entzündungsreizen (Luftschadstoffen) durch den Waldbesuch, die sich positiv auf die Atemkapazität sowie in Form eines reduzierten physiologischen Stresspotenzials nach dem Waldaufenthalt auswirkt.

Ein viertägiger waldpädagogischer Aufenthalt zeigte bei koreanischen Schulkindern mit den Diagnosen Asthma bronchiale oder atopische Dermatitis (Neurodermitis oder Psoriasis) eine deutliche Verbesserung (Seo et al. 2015). Auch bei diesen Krankheitsbildern bedeutet die saubere Luft im Wald eine Entlastung, denn Luftschadstoffe befördern eine Entzündung im Körper und aktivieren das ohnehin schon hyperreagible Immunsystem der Betroffenen weiter (vgl. Abschn. 3.4). Dies kann sich auch in einer Verschlechterung des Hautbildes äußern (Vocks et al. 2001).

Patienten, die an chronisch obstruktiven Atemwegserkrankungen leiden und während eines dreiwöchigen Reha-Aufenthaltes an der Ostsee zusätzlich fünfmal eine Waldtherapie durchführten, zeigten Verbesserungen in mehreren klinischen Parametern im Vergleich zur Kontrollgruppe, deren Mitglieder ein vergleichbares Programm indoor durchführten (Kaiserbäder Insel Usedom 2018).

Krebserkrankungen
Die in den zahlreichen Büchern und Artikeln über das Waldbaden immer wieder auftauchenden Hinweise auf positive Auswirkungen von Waldaufenthalten für Krebspatienten sind bislang in keiner Weise untermauert. Sie basieren nur auf angenommenen Zusammenhängen zwischen den Effekten von Waldbesuchen auf das Immunsystem (s. o.) und der Entwicklung von Krebserkrankungen. Valide Studien dazu gibt es bis heute keine! Obwohl eine Pilotstudie erste Hinweise ergibt, dass operierte Brustkrebspatientinnen durch eine 14-tägige Waldtherapie eine Immunstimulierung erfahren können (Kim et al. 2015), sollten hier aufgrund des heutigen Wissenstandes keine Aussagen in diese Richtung gemacht und damit eventuell fasche Hoffnungen geweckt werden (vgl. Abschn. 4.4)!

Dennoch tun grundsätzlich psychische Entspannung, saubere Luft und körperliche Bewegung ebenso wie Entspannungs- oder Achtsamkeitsübungen in der Rekonvaleszenz bzw. Nachsorge von Krebserkrankungen gut. Für jeden dieser aufgeführten Punkte sind die positiven Effekte bekannt bzw. nachgewiesen. Frauen mit Brustkrebs sollen sich in der Natur besser erholen (Cimprich und Ronis 2003), ihr Wohlgefühl scheint sich zu steigern (Nilsson et al. 2011). Deshalb kann ein Waldaufenthalt durchaus als individuelle Copingstrategie empfohlen werden.

Inwieweit Krebspatienten die Natur als Helfer und Seelentröster nutzen, wurde von einer schwedischen Arbeitsgruppe (Ahmadi und Ahmadi 2015) untersucht. Die Ergebnisse von ca. 2500 befragten schwedischen Krebspatienten zeigten deutlich, dass Natur- und Waldbesuche eine wichtige Bewältigungsstrategie während und nach der Krebsbehandlung darstellen, um mit der Erkrankung besser zurechtzukommen. Naturgeräusche wie Vogelgezwitscher oder Windgeräusche werden ebenso als ein wichtiges Bewältigungsmittel beschrieben (ebd.). Schließlich betrachten Krebspatienten Naturräume als ein wichtiges „nährendes" und vertrautes Refugium (Blaschke 2017). Ein mächtiger Baum kann beispielsweise in Zeiten existenzieller Krisen eine emotionale Sicherheit vermitteln. Somit kann ein regelmäßiger Waldbesuch krebskranken Patienten helfen, die Krankheitslast besser zu ertragen.

Aufmerksamkeitsdefizit- und Hyperaktivitätssyndrom (ADHS)

Wenn sich Kinder mit ADHS im Grünen aufhalten, vermindern sich im Vergleich zum Aufenthalt zu Hause oder zu städtischer Umgebung Impulsivität und Aufmerksamkeitsstörungen (Kuo und Faber-Taylor 2004). Nach einem 20-minütigen Spaziergang in einem Park verbessern sich, im Vergleich zu einem gleich langen Spaziergang in der Innenstadt oder in einer Wohngegend, die Symptome von an Konzentrationsstörung leidenden hyperaktiven Kindern deutlich. Die Stärke der Verbesserung ist vergleichbar mit dem Effekt eines Medikaments (ebd.).

Somit sind die hierzulande beliebten Naturbesuche in Form von Natur- oder Waldkindergärten besonders für hyperaktive Kinder sehr sinnvoll.

Schmerzen

Erste Hinweise für positive Effekte von Waldaufenthalten auf die Schmerzreduktion liefern zwei koreanische Studien: Ein fünftägiges Waldbaden-Programm kann die Schmerzen sowie die Anzahl der Triggerpunkte bei chronischen Nackenschmerzen reduzieren. Besonders effektiv ist es jedoch, wenn das Programm aus einer Kombination von Waldbaden und Bewegungstherapie in Form von Stretching und Kräftigung besteht (Kang et al. 2015). Auch das allgemeine chronische Schmerzsyndrom konnte während eines zweitägigen Gesundheitsprogramms im Wald verbessert werden

(Han et al. 2016). Neben zweistündigem Waldbaden wurden die Schmerzpatienten mit unterschiedlichen Programmen wie Musiktherapie, Achtsamkeitsübungen sowie Lerneinheiten zur Schmerzbewältigung instruiert, wohingegen die Kontrollgruppe ihren Alltag unverändert verbrachte. Nicht nur die Schmerzen verringerten sich, auch die psychische Befindlichkeit bzw. das Wohlbefinden verbesserte sich deutlich durch den Waldbesuch.

Autismus

Dass Natur positiv auf autistische Kinder wirkt, wurde durch eine Studie an kalifornischen Grundschülern dokumentiert: So scheinen naheliegende Waldgebiete, aber auch grüne Straßenzüge einen gewissen Schutzfaktor gegen Autismus auszuüben (Wu und Jackson 2017).

Hinweise darauf finden sich durch eine Befragung von betroffenen Eltern (Li et al. 2019). Demnach profitieren autistische Kinder besonders von einem verbesserten Bewegungsempfinden, aber auch die emotionale und soziale Befindlichkeit werden gebessert. Allerdings sehen die Eltern auch deutliche Hindernisse, mit ihren Kindern in die Natur zu gehen. Sicherheitsbedenken, Ängste und unvorhergesehenes Verhalten der Kinder sowie auch mögliche Reaktionen der Gesellschaft stehen dabei im Vordergrund.

Weitere Erkrankungen

Schließlich beschäftigen sich wenige Studien auch mit therapeutisch genutzten Waldaufenthalten bei unterschiedlichen chronischen Erkrankungen wie Herzschwäche, Suchtthematik oder Posttraumatische Belastungsstörungen. Sie geben allerdings bislang nur erste Hinweise auf einen möglicherweise günstigen Einfluss von Waldtherapie auf diese Erkrankungsbilder.

Eine Übersichtsarbeit, die unterschiedliche Studien mit Gesunden oder Patienten (Oh et al. 2017) bei Waldaufenthalten zwischen einem Tag und elf Wochen auswertete, kommt zu dem Schluss, dass Waldbaden bzw. Waldtherapie weitgehend risikolos ist und kaum relevante Nebenwirkungen zu erwarten sind.

Länger und gesünder leben in Waldumgebung?

Menschen, die in der Nähe von Wäldern leben, sollen laut einigen Untersuchungen gesünder sein und länger leben.

Als Basis für diese Behauptung kann eine wegweisende Populationsstudie mit Daten von über 900.000 Dänen herangezogen werden: Dabei wurde dokumentiert, wie wichtig Grünflächen während der Entwicklung von Kindern für die spätere gesunde mentale Entwicklung sind (Engemann et al. 2019). Kinder, die bis zum 10. Lebensjahr kaum oder keine Grünflächen in ihrem Lebensumfeld haben, zeigten ein um bis zu 55 % erhöhtes Risiko, im Erwachsenalter an einer psychiatrischen Erkrankung zu erkranken. Im Gegensatz dazu belegen die Daten, dass je mehr Grün vorhanden ist, desto gesundheitsprotektiver dies für das spätere Leben ist. Dies bestätigen auch weitere epidemiologische Studien, die klar darlegen dass ein höherer Anteil an innerörtlichen Grünflächen zu einem besseren allgemeinen Wohlbefinden führt und sich positiv auf die Gesundheit der Bevölkerung auswirkt.

Hinsichtlich des Lebens in Waldnähe kann eine Studie aus Berlin (Kühn et al. 2017) aufzeigen, dass eine Wohngegend nahe eines Waldes (und auch nahe einer Wasserlandschaft) einen wichtigen Faktor für die Gesundheit darstellt! Bei Kindern, die nahe großer Waldgebiete leben und dort spielen können, treten weniger chronische Krankheiten auf. Auch ist ihre psychische Entwicklung stabiler (Kuchma et al. 2008). Eine groß angelegte amerikanische Studie mit über 5000 Probanden in und um Washington City (Akpinar et al. 2016) dokumentiert, dass je mehr Waldflächen in der Nähe sind, desto weniger krankheitsbedingte Fehltage aufgrund mentaler Erkrankungen auftreten. Einen weiteren Hinweis, dass das Leben im Wald, in Waldnähe oder ein häufiger Waldaufenthalt sich längerfristig positiv auf die kardiovaskuläre Gesundheit auswirkt, gibt eine taiwanesische Studie (Tsao et al. 2014) an Forstmitarbeitern, die mindestens ein Jahr in ihrem Beruf als Förster tätig waren, im Vergleich mit städtischen Mitarbeitern in der Großstadt Taiwan. Verschiedene Messparameter wie Blutfette oder Blutzucker zeigten, dass die Förster deutlich geringere kardiovaskuläre Risikofaktoren aufwiesen, obwohl ihr Alkoholkonsum dreimal so hoch wie bei den Städtern war. Dies kann am Lebensstil im Wald liegen, aber auch an der geringeren Schadstoffbelastung durch Stickoxide und Feinstaub.

Beim Leben oder häufigen Aufenthalt in grüner Umgebung, was selbstverständlich auch Waldnähe einschließt, soll auch eine geringere Sterblichkeit vorliegen, insbesondere an kardiovaskulären Erkrankungen – dies stellte eine Studie aus England fest (Mitchell und Popham 2008). Zu ähnlichen Ergebnissen kamen auch Studien aus den Niederlanden und Finnland (Maas et al. 2006), wobei ein täglicher Waldbesuch die stärksten Gesundheitseffekte hatte (Sulander et al. 2016). Mehr Waldflächen in Wohnortnähe bedeuteten weniger unerwartete Todesfälle (Wu et al. 2018). Eine epidemiologische japanische Studie untersuchte den Zusammenhang zwischen Waldflächen und krebsbedingten Todesfällen. Neben geschlechterspezifischen Unterschieden können die Autoren eine Abhängigkeit zur Walddichte aufzeigen: Nahmen Waldgebiete mehr als 60 % des Lebensumfeldes ein, so sank die standardisierte Sterberate für weiblichen Brustkrebs und Prostatakrebs (Li et al. 2012). Weiterhin konnten bei hohem Waldreichtum bei Frauen verringerte Todesfälle durch Lungen- und Gebärmutterkrebs und bei Männern von Nieren- und Darmkrebs gefunden werden.

Eine Studie aus den USA hat zudem in einem Rechenmodell festgestellt, dass die Abnahme von Waldflächen im näheren Lebensumfeld zu einer zunehmenden Sterblichkeit an kardiovaskulären Erkrankungen und Atemwegserkrankungen führt. Die Autoren (Donovan et al. 2013) schränken aber die Aussage dieses Ergebnisses dahingehend ein, dass sie ihre Studie nur als Hinweis auf die gesundheitliche Wichtigkeit von Wäldern verstanden haben wollen.

Insgesamt zeigt sich jedoch, dass das Leben in Waldumgebung gesundheitsfördernde Effekte hat und vielleicht sogar einen Überlebensvorteil mit sich bringt.

4.4 Einschränkungen aus wissenschaftlicher Sicht

Die vorhandenen Studien über Shinrin-Yoku kann man in zwei Gruppen einteilen: in experimentellen Studien über den Aufenthalt in Wäldern und in Laborstudien, die einzelne Wirkfaktoren des Waldes (wie Phytonzide) untersuchen. Nur bei den experimentellen Studien sind einige Untersuchungen mit ausreichend großen Fallzahlen und valider Statistik vorhanden.

In den meisten japanischen Studien wurde ein Vergleich zwischen dem Aufenthalt im Wald zum Aufenthalt im urbanen Umfeld (japanische Städte) gezogen. Hierbei handelt es sich jedoch um Situationen, die sich eigentlich nicht vergleichen lassen, weil bezüglich Luftqualität, thermischer Verhältnisse, Lärm u. ä. völlig unterschiedliche Bedingungen herrschen. Auch wenn sich die Kontrollgruppen in einem städtischen Park oder Waldareal in der Stadt aufhielten, kann davon ausgegangen werden, dass sich dieses von einem im Freiland befindlichen Wald schon allein hinsichtlich Baumbestand, Dichte und Größe unterscheidet. Außerdem wurden häufig nicht dieselben, sondern unterschiedliche Gruppen von Menschen in die Studien einbezogen – z. B. Städter und Landbevölkerung, die völlig unterschiedlich empfinden können. Dies ist besonders problematisch, wenn psychische bzw. emotionale Parameter untersucht werden. In den vorhandenen Studien verbrachten die Probanden den Waldaufenthalt in Gruppen und nicht allein. Hier muss man sich die Frage stellen, ob nicht auch das soziale Miteinander und das Gruppenerleben das psychische Wohlbefinden beeinflussen. Man weiß somit auch nicht, ob ein Waldbesuch in Kleinstgruppen oder der alleinige Aufenthalt im Wald günstiger ist.

Die vermeintlich positiven Studienergebnisse zu den gesundheitlichen Auswirkungen des Waldbadens werden schließlich auch dadurch besonders stark eingeschränkt, dass fast alle Studien nur eine kurzfristige Veränderung der

Parameter dokumentieren konnten. Dies lag daran, dass die untersuchten Parameter meist nur am Ende des Waldaufenthaltes gemessen wurden und nur selten nach einer oder mehreren Wochen. Deshalb ist nur eine Aussage über den kurzfristigen Gewinn für die Gesundheit möglich. Es sind kaum Kenntnisse darüber vorhanden, ob und wie lange die Effekte nach Beendigung des Waldaufenthaltes anhalten.

In den vorhandenen Studien wird das Waldbaden bzw. die Waldtherapie meistens mit körperlichen Aktivitäten wie Spazierengehen oder Wandern kombiniert. Körperliche Aktivität hat aber – das ist eindeutig belegt – die gleichen gesundheitsfördernden Auswirkungen, die dem Waldaufenthalt zugeschrieben werden. Auch die kurzfristigen Wirkungen von körperlicher Aktivität auf das körperliche und emotionale Wohlbefinden und die Psyche sind längst bewiesen. Deshalb ist im Endeffekt nicht klar, wie groß der Anteil des Waldes und seiner Atmosphäre im Vergleich zum Anteil der körperlichen Bewegung ist. Man kann nicht ausschließen, dass die gemessenen Effekte durch die Aktivität allein hervorgerufen werden.

Hinsichtlich der Diskussion über den Einfluss der Phytonzide (Terpene) auf das Immunsystem muss davon ausgegangen werden, dass zwar Hinweise auf eine mögliche Beeinflussung existieren, jedoch bis heute keine belastbaren Beweise für wirkliche Zusammenhänge vorliegen. Die Interpretation, dass Waldbaden deshalb zur Vorbeugung von Krebserkrankungen eingesetzt werden sollte, ist aufgrund des heutigen Kenntnisstandes ungerechtfertigt.

Außerdem gibt es keine klaren Erkenntnisse darüber, wie oft, in welcher Häufigkeit und in welchem zeitlichen Abstand Waldaufenthalte stattfinden müssen. Bezüglich der Länge eines Waldaufenthaltes kann man immerhin davon ausgehen, dass ein mehrstündiger Aufenthalt ausreicht, um die oben beschriebenen kurzfristigen Effekte zu erzielen.

Schließlich stellt sich die Frage, welche Elemente oder Strukturen im Wald den gesundheitlichen Nutzen hervorrufen. Sind es einzelne Faktoren oder das Zusammenspiel aller? Außerdem ist bislang unklar, wie sich Wirkungen in verschiedenen Naturräumen unterscheiden. Und schließlich: Wie muss ein Waldaufenthalt gestaltet werden, dass er den verschiedenen gesundheitlichen Zwecken optimal dient?

4.5 Fazit: Ist Waldtherapie gesundheitsfördernd oder sogar heilend?

Waldtherapie hat nachgewiesene Effekte auf die körperliche und seelische Gesundheit. Es ist gesundheitsfördernd und besonders für die allgemeine Prävention und bei stressbedingten Belastungen geeignet. Dies wird durch die oben aufgeführten Studien bestätigt. Hervorzuheben sind die Ergebnisse bezüglich der Stressreduktion: Bei mehrstündigen Waldaufenthalten kommt es zu einer Zunahme der parasympathischen Aktivität, die eine sehr wichtige Rolle für die Erholung und Entspannung spielt. Dies zeigt sich u. a. bei Blutdruck und Herzfrequenz. Auch günstige Effekte auf das Immunsystem sind möglich. Waldtherapie hebt die Stimmung und verbessert das psychische Wohlbefinden.

Waldtherapie mindert die bekannten Risikofaktoren für Herz- und Gefäßerkrankungen. Die Schlafqualität wird durch einen nachmittäglichen Waldbesuch verbessert. Der Aufenthalt im Wald kann einer Verschlechterung von Atemwegserkrankungen entgegenwirken bzw. bei der Behandlung von Depressionen und bei Krebserkrankungen flankierend eingesetzt werden. Heilende Aspekte bei bestehenden Krankheitsbildern sind jedoch nicht bewiesen.

Größere Waldflächen und die Waldtherapie haben somit eine große und zunehmende Bedeutung für die menschliche Gesundheit und das Wohlbefinden. Man kann davon ausgehen, dass vereinzelte Besuche in der Natur bzw. im Wald wohl nur kurzfristige Wirkungen im Sinne einer Entspannung erzielen, regelmäßige Waldaufenthalte bzw. das Leben „im Grünen" dagegen einen nachhaltigen Gesundheitsvorteil mit sich bringen.

Literatur

Ahmadi F, Ahmadi N (2015) Nature as the most important coping strategy among cancer patients: a Swedish survey. J Relig Health 54:1177–1190

Akpinar A, Barbosa-Leiker C, Brooks KR (2016) Does green space matter? Exploring relationships between greenspace type and health indicators. Urban For Urban Green 20:407–418

Allmer H (1996) Erholung und Gesundheit. Hogrefe, Göttingen

Annerstedt M, Jönsson P, Wallergård M, Johansson G, Karlson B, Grahn P, Hansen ÅM, Währborg P (2013) Inducing physiological stress recovery with sounds of nature in a virtual reality forest – results from a pilot study. Physiol Behav 118:240–250

Benfield JA, Bell PA, Troup LJ, Soderstrom NC (2010) Does anthropogenic noise in national parks impair memory? Environ Behav 42:693–706

Berman MG, Jonides J, Kaplan S (2008) The cognitive benefits of interacting with nature. Psychol Sci 19:1207–1212

Blaschke S (2017) The role of nature in cancer patients' lives: a systematic review and qualitative meta-synthesis. BMC Cancer 17(1): 370.

Bowler DE, Buyung-Ali LM, Knight TM, Pullin AS (2010) A systematic review of evidence for the added benefits to health of exposure to natural environments. BMC Public Health 10:456

Bratman GN, Hamilton JP, Hahn KS, Daily GC, Gross JJ (2015) Nature exposure reduces rumination and subgenual prefrontal cortex activation. PNAS 112:8567–8572

Brei B, Heiler A, Claßen T, Hornberg C (2010) Gesundheitsressource Stadtgrün – gesundheitswissenschaftliche Implikationen für Stadtplanung und Landschaftsarchitektur. Stadt und Grün – Das Gartenamt 59(12):17–22

Cervinka R, Höltge J, Pirgie L, Schwab M, Sudkamp J, Haluza D, Arnberger A, Eder R, Ebenberger M (2014) Zur Gesundheitswirkung von Waldlandschaften. Bericht 147/2014. Bundesforschungs- und Ausbildungszentrum für Wald, Naturgefahren und Landschaft, Wien

Chun MH, Chang MC, Lee SJ (2017) The effects of forest therapy on depression and anxiety in patients with chronic stroke. Int J Neurosci 127:199–203

Cimprich B, Ronis DL (2003) An environmental intervention to restore attention in women with newly diagnosed breast cancer. Cancer Nurs 26:284–292

Cohen S, Alper CM, Doyle WJ, Treanor JJ, Turner RB (2006) Positive emotional style predicts resistance to illness after experimental exposure to rhinovirus or influenza A virus. Psychosom Med 68:809–815

Diezemann A (2011) Entspannungsverfahren bei chronischem Schmerz. Schmerz 25:445–453

Dolling A, Nilsson H, Lundell Y (2017) Stress recovery in forest or handicraft environments – an intervention study. Urban For Urban Green 27:162–172

Donovan GH, Butry DT, Michael YL, Prestemon JP, Liebhold AM, Gatziolis D, Mao MY (2013) The relationship between trees and human health: evidence from the spread of the emerald ash borer. Am J Prev Med 44:139–145

Engemann K, Bøcker Pedersen C, Arge L, Tsirogiannis C, Mortensen PB, Svenning JC (2019) Residential green space in childhood is associated with lower risk of psychiatric disorders from adolescence into adulthood. Proc Natl Acad Sci U S A 116:5188–5193

Fessler N (2006) Entspannungsfähigkeit. In: Bös K, Brehm W (Hrsg) Handbuch Gesundheitssport. Hofmann, Schorndorf

Flandroy L, Poutahidis T, Berg G, Clarke G, Dao MC, Decaestecker E, Furman E, Haahtela T, Massart S, Plovier H, Sanz Y, Rook G (2018) The impact of human activities and lifestyles on the interlinked microbiota and health of humans and of ecosystems. Sci Total Environ 15:1018–1038

Han JW, Choi H, Jeon YH, Yoon CH, Woo JM, Kim W (2016) The effects of forest therapy on coping with chronic widespread pain: physiological and psychological differences between participants in a forest therapy program and a control group. Int J Environ Res Public Health 13:255

Hansen MM, Jones R, Tocchini K (2017) Shinrin-Yoku (Forest Bathing) and nature therapy: a state-of-the-art review. Int J Environ Res Public Health 14:851

Hanski C, Hertzen L v, Fyhrquist N, Koskinen K, Torppa K, Laatikainen T, Karisola P, Auvinen P, Paulin L, Mäkelä MJ, Vartiainen E, Kosunen TU, Alenius H, Haahtela T (2012) Biodiversity, human microbiota, and allergy. Proc Natl Acad Sci 109:8334–8339

Hapke U, Maske UE, Scheidt-Nave C, Bode L, Schlack R, Busch MA (2013) Chronischer Stress bei Erwachsenen in Deutschland – Ergebnisse der Studie zur Gesundheit Erwachsener in Deutschland (DEGS1). Bundesgesundheitsblatt 56:749–754

Hassan A, Tao J, Li G, Jiang M, Aii L, Zongfang ZL, Qibing C (2018) Effects of walking in bamboo forest and city environments on brainwave activity in young adults. Evid Based Complement Alternat Med 2018:9.653.857

van Hooff ML, Geurts SA, Kompier MA, Taris TW (2007) Workdays, in-between workdays and the weekend: a diary study on effort and recovery. Int Arch Occup Environ Health 80:599–613

Hunziker M, Lindern E v, Bauer N, Frick J (2012) Das Verhältnis der Schweizer Bevölkerung zum Wald. In: Eidgenössische Forschungsanstalt für Wald, Schnee und Landschaft (Hrsg) Waldmonitoring soziokulturell: Weiterentwicklung und zweite Erhebung – WaMos 2. Report, S 1–182

Ideno Y, Hayashi K, Abe Y, Ueda K, Iso H, Noda M, Lee JS, Suzuki S (2017) Blood pressure-lowering effect of Shinrin-yoku (Forest bathing): a systematic review and meta-analysis. BMC Complement Altern Med 17:409

Im SG, Choi H, Jeon YH, Song MK, Kim W, Woo JM (2016) Comparison of effect of two-hour exposure to forest and urban environments on cytokine, anti-oxidant, and stress levels in young adults. Int J Environ Res Public Health 13:625

Jia BB, Yang ZX, Mao GX, Lyu Y, Wen XL, Xu WH, Lyu Xiao L, Cao YB, Wang GF (2016) Health ffeect of forest bathing trip on elderly patients with chronic obstructive pulmonary disease. Biomed Environ Sci 29:212–218

Kaiserbäder Insel Usedom (2018) Pilotstudie im Heilwald Heringsdorf. https://www.heilwald-heringsdorf.de/Indikation-Heilung/COPD-Pilotstudie. Zugegriffen am 12.12.2018

Kang B, Kim T, Kim MJ, Lee KH, Choi S, Lee DH, Kim HR, Jun B, Park SY, Lee SJ, Park SB (2015) Relief of chronic posterior neck pain depending on the type of forest therapy: comparison of the therapeutic effect of forest bathing alone versus forest bathing with exercise. Ann Rehabil Med 39:957–963

Kaplan S (1995) The restorative benefits of nature: toward an integrative framework. J Environ Psychol 15:169–182

Kaplan R, Kaplan S (1989) The experience of nature. A psychological perspective. Cambridge University Press, New York

Karjalainen E, Sarjala T, Raitio H (2010) Promoting human health through forests: overview and major challenges. Environ Health Prev Med 15:1–8

Kawada T, Li Q, Nakadai A, Inagaki H, Katsumata M, Shimizu T, Hirata Y, Hirata K, Suzuki H (2012) Effect of forest bathing on sleep and physical activity. In: Li Q (Hrsg.) Forest Medicine. Nova Science Publishers, New York

Kim W, Lim SK, Chung EJ, Woo JM (2009) The effect of cognitive behavior therapy-based psychotherapy applied in a forest environment on physiological changes and remission of major depressive disorder. Psychiatry Investig 6:245–254

Kim BJ, Jeong H, Park S, Lee S (2015) Forest adjuvant anti-cancer therapy to enhance natural cytotoxicity in urban women with breast cancer: a preliminary prospective interventional study. Eur J IntegrMed 7:474–478

Korpela KM, Pasanen T, Repo V, Hartig T, Staats H, Mason M, Alves S, Fornara F, Marks T, Saini S, Scopelliti M, Soares AL, Stigsdotter UK, Ward Thompson C (2018) Environmental strategies of affect regulation and their associations with subjective well-being. Front Psychol 9:562

Kuchma VR, Sukhareva LM, Makarova A (2008) Scientific bases of the improvement of and planting of trees and bushes in the playgrounds of outbuilding areas. (Russian language). Gig Sanit 1:51–55

Kühn S, Düze S, Eibich P, Krekel C, Wüstemann H, Kolbe J, Martensson J, Goebel J, Gallinat J, Wagner GG, Lindenberger U (2017) In search of features that constitute an „enriched environment" in humans: associations between geographical properties and brain structure. Nat Sci Rep 7:11.920

Kuo FE, Faber Taylor A (2004) A potential natural treatment for attention-deficit/hyperactivity disorder: evidence from a national study. Am J Public Health 94:1580–1586

Lee JY, Lee DC (2014) Cardiac and pulmonary benefits of forest walking versus city walking in elderly women: a randomised, controlled, open-label trial. Eur J Integr Med 6:5–11

Lee I, Choi H, Bang KS, Kim S, Song M, Lee B (2017) Effect of forest therapy on depressive symptoms among adults: a systematic review. Int J Environ Res Public Health 14:321

Li D, Larsen L, Yang Y, Wang L, Zhai Y, Sullivan WC (2019) Exposure to nature for children with autism spectrum disorder: benefits, caveats, and barriers. Health Place 55:71–78

Li Q (2017) Shinrin-yoku: the art and science of forest bathing. Penguin Random House, London

Li Q, Nakadai A, Matsushima H, Miyazaki Y, Krensky AM, Kawada T, Morimoto K (2006) Phytoncides (wood essential oils) induce human natural killer cell activity. Immunopharmacol Immunotoxicol 28:319–333

Li Q, Morimoto K, Nakadai A, Inagaki H, Katsumata M, Shimizu T, Hirata Y, Hirata K, Suzuki H, Miyazaki Y, Kagawa T, Koyama Y, Ohira T, Takayama N, Krensky AM, Kawada T (2007) Forest bathing enhances human natural killer activity and expression of anti-cancer proteins. Int J Immunopathol Pharmacol 20:3–8

Li Q, Morimoto K, Kobayashi M, Inagaki H, Katsumata M, Hirata Y, Hirata K, Shimizu T, Li YJ, Wakayama Y, Kawada T, Ohira T, Takayama N, Kagawa T, Miyazaki Y (2008a) A forest bathing trip increases human natural killer activity and expression of anti-cancer proteins in female subjects. J Biol Regul Homeost Agents 22:45–55

Li Q, Morimoto K, Kobayashi M, Inagaki H, Katsumata M, Hirata Y, Hirata K, Suzuki H, Li YJ, Wakayama Y, Kawada T, Park BJ, Ohira T, Matsui N, Kagawa T, Miyazaki Y, Krensky AM (2008b) Visiting a forest, but not a city, increases human natural killer activity and expression of anti-cancer proteins. Int J Immunopathol Pharmacol 21:117–127

Li Q, Kobayashi M, Inagaki H, Hirata Y, Li YJ, Hirata K, Shimizu T, Suzuki H, Katsumata M, Wakayama Y, Kawada T, Ohira T, Matsui N, Kagawa T (2010) A day trip to a forest park increases human natural killer activity and the expression of anti-cancer proteins in male subjects. J Biol Regul Homeost Agents 24:157–165

Li Q, Kobayashi M, Kawada T (2012) Effect of forest coverage on standardized mortality ratios of cancers in Japan. In: Li Q (Hrsg) Forest medicine. Nova Science Publishers, New York

Maas J, Verheij RA, Groenewegen PP, De Vries S, Spreeuwenberg P (2006) Green space, urbanity, and health: how strong is the relation? J Epidemiol Community 60:587–592

Mao GX, Cao YB, Lan XG, He ZH, Chen ZM, Wang YZ, Hu XL, Lv YD, Wang GF, Yan J (2012a) Therapeutic effect of forest bathing on human hypertension in the elderly. J Cardiol 60:495–502

Mao GX, Lan XG, Cao YB, Chen ZM, He ZH, LV YD, Wang YZ, Hu XL, Wang GF, Yan J (2012b) Effects of short-term forest bathing on human health in a broad-leaved evergreen forest in Zhejiang Province, China. Biomed Environ Sc 25:317–324

Mao GX, Cao YB, Yang Y, Chen ZM, Dong JH, Chen SS, Wu Q, Lyu XL, Jia BB, Yan J, Wang GF (2018) Additive benefits of twice forest bathing trips in elderly patients with chronic heart failure. Biomed Environ Sci 31:159–162

Matsunaga K, Park BJ, Kobayashi H, Miyazaki Y (2011) Physiologically relaxing effect of a hospital rooftop forest on older women requiring care. JAGS 59:2162

Meyer K, Bürger-Arndt R (2014) How forests foster human health – present state of research-based knowledge (in the field of Forests and Human Health). Int For Rev 16:421–446

Mitchell R, Popham F (2008) Effect of exposure to natural environment on health inequalities: an observational population study. Lancet 372:1655–1660

Morita E, Fukuda S, Nagano J, Hamajima N, Yamamoto H, Iwai Y, Nakashima T, Ohira H, Shirakawa T (2007) Psychological effects of forest environments on healthy adults: Shinrin-yoku (forest-air bathing, walking) as a possible method of stress reduction. Public Health 121:54–63

Morita E, Naito M, Hishida A, Wakai K, Mori A, Asai Y, Okada R, Kawai S, Hamajima N (2011a) No association between the frequency of forest walking and blood pressure levels or the prevalence of hypertension in a cross-sectional study of a Japanese population. Environ Health Prev Med 16:299–306

Morita E, Imai M, Okawa M, Miyaura T, Miyazaki S (2011b) A before and after comparison of the effects of forest walking on the sleep of a community-based sample of people with sleep complaints. BioPsychoSocial Med 5:13

Von Mutius E (2019) Die Rolle des Umweltmikrobioms in der Asthma- und Allergieentstehung. In: Bayerische Akademie der Wissenschaften (Hrsg) Die unbekannte Welt der Mikrobiome, Bd 47. Dr. Friedrich Pfeil, München

Nilsson K, Sangster M, Gallis C, Hartig T, de Vries S, Seeland K, Schipperijn J (Hrsg) (2011) Forests, trees and human health. Springer, New York/Dordrecht/Heidelberg/London

O'Brien L, Morris J, Stewart A (2012) Forest research exploring relationships between peri-urban woodlands and people's health and well-being. Social and Economic Research Group of the Research Agency of the Forestry Commission. Crown Publisher, London

Oh B, Lee KJ, Zaslawski C, Yeung A, Rosenthal D, Larkey L, Back M (2017) Health and well-being benefits of spending time in forests: systematic review. Environ Health Prev Med 22:71

Ohe Y (2017) Evaluating the relaxation effects of emerging forest-therapy tourism: a multidisciplinary approach. Tour Manag 62:322–334

Ohira H, Takagi S, Masui K, Oishi M, Obata A (1999) Effect of Shinrin-yoku (forest-air bathing and walking): on mental and physical health (in Japanese). Bull Tokai Women's Collect 19:217–232

Orr N, Wagstaffe A, Briscoe S, Garside R (2016) How do older people describe their sensory experiences of the natural world? A systematic review of the qualitative evidence. BMC Geriatr 16:116

Park BJ, Tsunetsugu Y, Kasetani T, Hirano H, Kagawa T, Sato M, Miyazaki Y (2007) Physiological effects of Shinrin-yoku (taking in the atmosphere of the forest)-using salivary cortisol and cerebral activity as indicators. J Physiol Anthropol 26:123–128

Park BJ, Tsunetsugu Y, Kasetani T, Kagawa T, Miyazaki Y (2010) The physiological effects of Shinrin-yoku (taking in the forest atmosphere or forest bathing): evidence from field experiments in 24 forests across Japan. Environ Health Prev Med 15:18–26

Park BJ, Tsunetsugu Y, Lee J, Kagawa T, Miyazaki Y (2011) Effect of the forest environment on physiological relaxation using the results of field tests at 35 sites throughout Japan. In: Li Q (Hrsg) Forest medicine. Nova Science Publishers, New York

Rook GA (2013) Regulation of the immune system by biodiversity from the natural environment: an ecosystem service essential to health. Proc Natl Acad Sci U S A 110:18.360–18.367

Roovers P, Hermy M, Gulnick H (2002) A survey of recreation interests in urban forests, the influence of travel distance. In: Arnberger A, Brandenburg C, Muhar A (Hrsg) Monitoring and management of visitor flows in recreational and protected areas. Conference Proceedings, Wien, S 277–283

Seo SC, Park SJ, Park CW, Yoon WS, Choung JT, Yoo Y (2015) Clinical and immunological effects of a forest trip in children with asthma and atopic dermatitis. Iran J Allergy Asthma Immunol 14:28–36

Shin WS, Yeoun PS, Yoo RW, Shin CS (2010) Forest experience and psychological health benefits: the state of the art and future prospect in Korea. Environ Health Prev Med 15:38–47

Shin WS, Shin CS, Yeoun PS (2012) The influence of forest therapy camp on depression in alcoholics. Environ Health Prev Med 17:73–76

Sivarajah S, Smith SM, Thomas SC (2018) Tree cover and species composition effects on academic performance of primary school students. PLoS ONE 13:e0193254

Sluiter JK, van der Beek AJ, Frings-Dresen MH (1999) The influence of work characteristics on the need for recovery and experienced health: a study on coach drivers. Ergonomics 42:573–583

Song C, Ikei H, Lee J, Park BJ, Kagawa T, Miyazaki Y (2013) Individual differences in the physiological effects of forest therapy based on Type A and Type B behavior patterns. J Physiol Anthropol 32:14

Song C, Ikei H, Kobayashi M, Miura T, Taue M, Kagawa T, Li Q, Kumeda S, Imai M, Miyazaki Y (2015) Effect of forest walking on autonomic nervous system activity in middle-aged hypertensive individuals. Int J Environ Res Public Health 12:2687–2699

Song C, Ikei H, Miyazaki Y (2018) Physiological effects of visual stimulation with forest imagery. Int J Environ Res Public Health 15:213

Sonntag-Öström E, Nordin M, Järvholm LS, Lundell Y, Brännström R, Dolling A (2011) Can the boreal forest be used for rehabilitation and recovery from stress-related exhaustion? A pilot study. Scand J For Res 26:245–256

Stark JH, Neckerman K, Lovasi GS, Quinn J, Weiss CC, Bader MDM, Konto K, Harris TG, Rundle A (2014) The impact of neighborhood park access and quality on body mass index among adults in New York City. Prev Med 64:63–68

Stigsdotter UK, Corazon SS, Sidenius U, Kristiansen J, Grahn P (2017) It is not all bad for the grey city – a crossover study on physiological and psychological restoration in a forest and an urban environment. Health Place 46:145–154

Sulander T, Karvinen E, Holopainen M (2016) Urban green space visits and mortality among older adults. Epidemiology 27. https://doi.org/10.1097/EDE. 0000000000000511

Tsao TM, Tsai MJ, Wang YN, Lin HL, Wu CF, Hwang JS, Hsu SHJ, Chao H, Chuang KJ, Chou CCK, Su TC (2014) The health effects of a forest environment on subclinical cardiovascular disease and heath-related quality of life. PLoS ONE 9:e103231

Tsunetsugu Y, Park BJ, Miyazaki Y (2010) Trends in research related to „Shinrin-yoku" (taking in the forest atmosphere or forest bathing) in Japan. Environ Health Prev Med 15:27

Ulrich RS (1979) Visual landscapes and psychological well-being. Landsc Res 4:17–23

Vaitl D (2009) Neurobiologische Grundlagen der Entspannungsverfahren. In: Petermann F, Vaitl D (Hrsg) Entspannungsverfahren. Das Praxishandbuch. Beltz, Weinheim

Vocks E, Busch R, Fröhlich C, Borelli S, Mayer H, Ring J (2001) Influence of weather and climate on subjective symptom intensity in atopic eczema. Int J Biometeorol 45:27–33

Whear R, Coon JT, Bethel A, Abbott R, Stein K, Garside R (2014) What is the impact of using outdoor spaces such as gardens on the physical and mental well-being of those with dementia? A systematic review of quantitative and qualitative evidence. J Am Med Dir Assoc 15:697–705

White MP, Alcock I, Grellier J, Wheeler BW, Hartig T, Warber SL, Bone A, Depledge MH, Fleming LE (2019) Spending at least 120 minutes a week in nature is associated with good health and wellbeing. nature Sc report 9:7730

Wu J, Jackson L (2017) Inverse relationship between urban green space and childhood autism in California elementary school districts. Environ Int 107:140–146

Wu J, Rappazzo KM, Simpson RJ Jr, Joodi G, Pursell IW, Mounsey JP, Cascio WE, Jackson LE (2018) Exploring links between greenspace and sudden unexpected death: spatial analysis. Environ Int 113:114–121

Wyles KJ, White MP, Hattam C, Pahl S, King H, Austen M (2017) Are some natural environments more psychologically beneficial than others? The importance of type and quality on connectedness to nature and psychological restoration. Environ Behav 51:111–143

Yatsunenko T, Rey FE, Manary MJ, Trehan I, Dominguez-Bello MG, Contreras M, Magris M, Hidalgo G, Baldassano RN, Anokhin AP, Heath AC, Warner B, Reeder J, Kuczynski J, Caporaso JG, Lozupone CA, Lauber C, Clemente JC, Knights D, Knight R, Gordon JI (2012) Human gut microbiome viewed across age and geography. Nature 486(7402):222–227

Yu CP, Lin CM, Tsai MJ, Tsai YC, Chen CY (2017) Effects of short forest bathing program on autonomic nervous system activity and mood states in middle-aged and elderly individuals. Int J Environ Res Public Health 14:897

Zundel R, Völksen G (2002) Ergebnisse der Walderholungsforschung. Eine vergleichende Darstellung deutschsprachiger Untersuchungen. Universität Göttingen, Göttingen

5

Wie Sie den Wald für Ihre Gesundheit entdecken und nutzen können

Inhaltsverzeichnis

© Springer-Verlag GmbH Deutschland, ein Teil von Springer Nature 2019
A. Schuh, G. Immich, *Waldtherapie – das Potenzial des Waldes für Ihre Gesundheit*,
https://doi.org/10.1007/978-3-662-59026-3_5

Dieses praktisch orientierte Kapitel zeigt die wichtigsten Merkmale eines Waldes für Shinrin-Yoku auf und befasst sich mit der Entwicklung von Kur- und Heilwäldern sowie mit den speziellen Weiterbildungen zum Wald-Gesundheitstrainer und Waldtherapeuten. Gesundheitsförderung und Prävention als wichtige Bausteine werden definiert und Beispiele für die Umsetzung im Wald dargestellt. Achtsamkeit, Body-Mind-Verfahren sowie weitere Verfahren, die schwerpunktmäßig oder flankierend im Wald angewendet werden können, werden unter wissenschaftlichen Gesichtspunkten erklärt. Schließlich wird aufgezeigt, dass man die Wälder nicht einfach gewerblich nutzen kann, sondern dass bestimmte Vorgaben einzuhalten sind.

5.1 Welcher Wald eignet sich zur Waldtherapie?

Wälder werden je nach der individuellen Landschaftspräferenz unterschiedlich empfunden. Dennoch gibt es verallgemeinerbare Vorlieben und Einschränkungen bei der Beurteilung der Wälder und der Frage nach dem optimalen Wald.

Der *Mischwald* aus Nadel- und Laubwald gilt als die beliebteste Waldstruktur. Ein Mischwald verändert sich im Jahresverlauf hinsichtlich seiner Formen, vor allem aber hinsichtlich der Farben und Lichteffekte und gilt als Garant für eine gewisse Natürlichkeit sowie für Arten- und Tierreichtum. Oft wird der Mischwald mit Attributen wie freundlich, ursprünglich und gesund umschrieben, wohingegen ein reiner Nadelwald häufig negative Bewertungen (Monokultur, Stangenwald, schattig, dunkel) erhält (Braun 2000).

Neben den ästhetischen Schlüsselelementen (vgl. Abschn. 3.3) gibt es wichtige Merkmale für einen Wald und seine Atmosphäre, die bei seiner Nutzung für das Waldbaden und zur Waldtherapie Beachtung finden sollten (Tab. 5.1).

Die *Dichte* des Waldes ist für das Wohlbefinden außerordentlich wichtig (Takayama et al. 2017): In einer Studie wurden die Präferenzen zwischen einem dichten, undurchdringlichen und einem lichteren Nadelwald untersucht. Die befragten jungen Studenten haben sich im lichten Nadelwald wohler gefühlt und ihm den Vorzug gegeben. Die beiden Wälder unterscheiden sich dadurch, dass im lichten Nadelwald das Sonnenlicht mehr durchdringt und es etwa doppelt so hell wie im dichten Wald ist. Der dichte Nadelwaldbestand, der „natürlicher" wirkte, wurde trotzdem als „dunkler,

Tab. 5.1 Wichtige Kriterien für die Nutzung eines Waldes zum Waldbaden. Zur therapeutischen Nutzung werden weitere Add-ons, die auf die speziellen Bedürfnisse von Patienten ausgerichtet sind, benötigt

Dichte des Waldes	Lichter Wald: leichter, weniger beengend bzw. löschenzw. bedrückend als dunkler, dichter
Besonderheiten (Baummajestäten oder Gruppierungen)	Alte und schöne Bäume
Artenvielfalt	Unterschiedliche Baum- und Pflanzenvegetation
Farbwechsel	Farbspiele, Licht-Dunkel, unterschiedliche Grüntöne
Unterschiedlicher Bewuchs	Verschiedene Formen, Höhen des Bestandes, Waldrandgestaltung
Bestandsstruktur	Abwechslung zwischen lichtem und dichtem Bestand
Bestandsöffnungen	Lichtungen, Waldwiesen, Schneisen
Abwechslungsreichtum	Naturnaher Wald, keine Monotonie Geschwungene, nicht einsehbare Wege
Wasserflächen (Blue space)	Flüsse, Bäche, Seen
Waldboden	Natürlicher Waldboden, weich und vielfältig
Waldtypische Ruhe	Lebendige Naturgeräusche, waldtypische „Stille", wichtiges Kriterium!
Waldgeruch	Verschiedene sensorische Geruchsinspirationen

mehr geschlossen, eher unangenehm, nicht einladend, chaotisch und eher ungesünder" eingestuft. Der lichtere Nadelwald wird dagegen als „bewirtschaftet, schöner, erfrischender" beschrieben. Die stimmungsaufhellende Wirkung des Waldes wird damit besonders durch die Lichtverhältnisse im Wald beeinflusst. Ein lichtdurchlässiger Wald kann die Stimmung verbessern, wenn Sonnenlicht durch die Blätter fällt und dadurch eine angenehme Atmosphäre geschaffen wird. Auch weiße Birkenstämme verstärkten den Lichteffekt. Gesunde Gartenbau-Studenten, die sich für jeweils eine Stunde in einem Birken-, Ahorn- oder Eichenwald aufhielten, beschrieben den besuchten Birkenwald lichter, da er die Sonnenstrahlen deutlicher durchdringen lässt und die Kontrastierung zwischen weißem Stamm und farbigem Blattwerk verstärkt. In diesem Wald fühlten sie sich etwas wohler und verspürten weniger Ängstlichkeit als im Ahorn- oder Eichenwald (Guan et al. 2017).

Alter und Schönheit von Bäumen stellen ebenfalls ein wesentliches Kriterium für die Auswahl eines Shinrin-Yoku-Waldes dar. Die äußere Form eines Baums und dessen Kronendichte führen zu unterschiedlichen individuellen Wohlfühl-Präferenzen. Bei der deutschen Bevölkerung sind besonders große, weit ausladende Laubbäume am beliebtesten (Hofmann et al. 2017). Alte Bäume sind oftmals besonders auffällig geformt und imponieren durch ihre Größe und Spannweite. Die alten „Baumpersönlichkeiten" – insbesondere, wenn sie freistehen (Solitäre) – haben eine kraftvolle Ausstrahlung und vermitteln Achtung vor der Natur. In ihrer Gegenwart können Alltagsprobleme an Bedeutung verlieren. Deshalb werden solch markante Einzelbäume oftmals zu Lieblingsplätzen innerhalb eines Waldes auserkoren. Außerdem können sie als Wiedererkennungsmerkmal oder Orientierungspunkt im Wald dienen.

Eine Vielzahl an *unterschiedlichsten Baum- und Pflanzenarten* trägt zum Empfinden bei, dass der Wald gesund und ursprünglich ist, was oft mit einer gesunden Biodiversität gleichgesetzt wird. Mehr als drei Viertel aller Deutschen schätzen am Wald seine Lebendigkeit und Vielfalt (Kleinhückelkotten und Neitzke 2010). Allerdings sind Standdichte bzw. Bewuchs limitierende Faktoren, denn wenn sie stark ausgeprägt sind, wird die optische Tiefenwirkung des Waldes eingeschränkt.

Der *Farbreichtum* in den Wäldern wird als angenehm empfunden. Die grüne Farbe (vgl. Abschn. 3.2) ist das Zeichen der Natur. Helles Grün wird mit Wachstum und Leben assoziiert. Die Schattierungen und Abstufungen der Grüntöne der Blätter und Nadeln von Bäumen und Pflanzen vermitteln unterschiedliche räumliche Tiefeneffekte, die auch verschiedene Übungen ermöglichen. Bunte Blüten innerhalb des Grüns des Waldes weisen auf eine abwechslungsreiche, artenreiche Naturlandschaft hin. Die bunten Blätter der Laubbäume im Herbst und das Herbstlaub erfreuen uns – ein Großteil der Menschen bewundert den Farbreichtum des herbstlichen Waldes.

Auch *verschiedenartige Formen und Höhen* von Blättern, Pflanzen und Bäumen tragen dazu bei, beispielsweise auf Achtsamkeit ausgerichtete Waldbade-Einheiten vorzunehmen. Neben den einzigartigen vielfältigen Blattformen der Laubbäume sowie den Verästelungen der Nadelbäume, die sich vielfach wiederholen, stellen symmetrische Wuchsformen der Laub- und Nadelbäume ein äußerst ansprechendes Element des Waldes dar. Unterschiedliche hohe Bäume zeichnen unterschiedliche Tiefenwirkungen des Waldes. Eine Mischung aus jungen kleinen bis hin zu großen alten bzw. absterbenden Bäumen mit reichlich Nachwuchs vermitteln ein Bild von Natürlichkeit und Lebenskraft, aber auch von Vergänglichkeit und kann zum Nachdenken bzw. zu einer Neuorientierung anregen. Weiterhin schaffen lichte Baumwipfel mannigfaltige Licht- und Schatteneffekte, wohingegen ein geschlossenes Kronendach den Wald dunkel macht, im Sommer aber als Schattenspender geschätzt wird. Außerdem sprechen uns *unterschiedliche Strukturen* im Wald und der Wechsel zwischen Harmonie und Disharmonie, beispielsweise durch gepflegte Abschnitte und undurchsichtigen Bewuchs, Licht und Schatten, sowie Enge und Weite an. Während der Waldtherapie kann das Interesse der Teilnehmer auf die unterschiedlichen Strukturen fokussiert werden. Stille Winkel oder umgeworfene Bäume ergänzen das Waldbild in diesem Sinne ebenso wie schöne *Aussichten* in Form von Waldlichtungen, Schneisen und Waldwiesen, die im Wald einen besonderen Stellenwert haben. Man kann sich dort ausruhen, den Wald bewusst wahrnehmen und die Ruhe genießen, vielleicht sich auch in der Sonne aufwärmen. Ein offener Blick auf eine Vielzahl von Baum- und Pflanzenarten oder auch über die Wipfel hinweg ins Tal führt die Waldbaden-Teilnehmer aus den Übungen heraus und eröffnet neue Perspektiven. Eine *abwechslungsreiche* Waldszenerie, die hügelig ist, spricht uns an. So kann beispielsweise eine dunkle Waldszene im Vordergrund sein, sich im Hintergrund aber eine sonnenreiche Lichtung eröffnen. Solche Szenerien werden im amerikanischen Sprachgebrauch als „mystery effect" bezeichnet und stellen hervorragende Voraussetzungen für die Nutzung eines Waldes dar. Dazu gehören auch *gewundene schmale Waldwege*. Sie werden als attraktiv bewertet, da man auf ihnen nur bedingt die nächsten Waldareale einsehen kann und somit unvermutete Ausblicke bevorstehen. Auch *natürliche Gewässer* wie Bäche, Flüsse, Wasserfälle oder kleinen Teiche/Weiher gewähren neue Ein- und Ausblicke. *Weicher Waldboden* mit unterschiedlicher teppichartiger Struktur durch Moose, Blätter oder Nadelwaldstreu bietet wunderbare Möglichkeiten für Tai Chi oder Qigong (vgl. Abschn. 5.4), auch das Gehen auf einem Moosboden, beispielsweise während einer Gehmeditation (5.4), gleicht einem beschwingten Dahinschweben. Die ästhestischen Schlüsselelemente *waldtypische Stille, Naturgeräusche, typischer Waldgeruch* und *frische Luft* (vgl. Abschn. 3.2) müssen vorhanden sein. Wird die Waldesruhe durch menschengemachte Geräuschkulissen unterbrochen und diese als störend empfunden, schränkt dies die Effekte des Waldbadens massiv ein, ebenso wie schlechte Luft durch Waldarbeiten oder eine nahegelegene Straße. Die Waldgrenzen sollten locker sein und auch einen Blick aus dem Wald heraus ermöglichen.

Wälder mit einem großen *Totholzanteil* und vielen abgestorbenen Bäumen sind für die Waldtherapie nicht geeignet, denn sie entsprechen keinem Wohlfühlraum und werden eher als belastend empfunden. Ein Spaziergang in einem gepflegten Wald mit geringem Totholzanteil und verminderter Vegetationsdichte wird als angenehmer empfunden als das Gehen in einem verwilderten Wald (Bauer et al. 2016).

Die Eignung eines Waldes für die Waldtherapie beruht in einem großen Maße auch auf seiner *Erreichbarkeit* und der besonderen Naturausstattung. Für gestresste Stadtmenschen haben die stadtnahen und innerstädtischen

Waldgebiete fast eine größere Bedeutung als abgelegene Erholungswälder, da die schnelle Erreichbarkeit, möglichst noch mit dem Fahrrad, wichtig ist. Im Projekt „Stadtwald 2050" der TU München wurde eine maximale Toleranzdistanz von etwa 300 Metern für den Waldbesuch ermittelt – ist der Wald weiter entfernt, wird er weniger besucht (Lupp et al. 2017). Auch eine schlechte Anbindung an den öffentlichen Nahverkehr führt zum Fernbleiben. Hinzu kommt, dass der erholsame Waldbesuch in den letzten Jahren immer kürzer wurde und zumeist nur mehr bei etwa 90 Minuten lag (Weitmann und Korny 2014).

Der den deutschen Bedürfnissen entsprechende, für Shinrin-Yoku und Waldtherapie geeignete Wald ist somit ein Mischwald mit einer „Wohlfühl-Atmosphäre".

5.2 Kur- und Heilwälder, Wald-Gesundheitstrainer und Waldtherapeuten

5.2.1 Voraussetzungen und Strukturen von Kur- und Heilwäldern

In mehreren europäischen Ländern gibt es mittlerweile Kur- oder Heilwälder. In Deutschland nimmt dabei Mecklenburg-Vorpommern eine Vorreiterstellung ein. Es ist das erste Bundesland, in dem neben einer Nutz-, Schutz- und Erholungsfunktion auch die Gesundheitsfunktion in Form von Kur- und Heilwäldern im Landeswaldgesetz (§ 22) verankert wurde. In Heringsdorf auf der Insel Usedom ist 2017 ein erster Heilwald eröffnet worden, der sich schwerpunktmäßig an Rehabilitationspatienten, chronisch Kranke und Senioren richtet, aber auch der gesunden Bevölkerung und Gästen offensteht.

Weitere Bundesländer befassen sich mittlerweile ebenfalls mit Kur- und Heilwäldern.

Wer einen Kur- und Heilwald betreiben möchte, benötigt eine hierzu geeignete bewirtschaftete Waldfläche. Der Vorteil von bewirtschafteten Wäldern besteht in der Nutzung von bereits vorhandenen Wegen, der zeitnahen Beseitigung von waldtypischen Gefahren und einer möglichen Optimierung bestimmter Waldareale für die gezielte therapeutische Nutzung.

Die spezifischen Anforderungen an die natürliche Waldausstattung werden durch einen neuen Kriterienkatalog für bayerische Kur- und Heilwälder (Schuh und Immich, in Vorb.) beschrieben. Er basiert auf einer Begutachtung speziell für Mecklenburg-Vorpommern (Schuh und Immich 2013), die nun den landesweit unterschiedlichen Bedingungen und dem heutigen Stand der Erkenntnisse sowie Voraussetzungen angepasst wird.

Demnach stellt der *Kurwald* ein Umfeld zur Gesundheitsförderung und Prävention dar und liegt – wie der Name schon andeutet – möglichst in einem Kurort. Der Kurwald sollte ein gepflegter und naturnaher Wald sein, dessen Merkmale für Shinrin-Yoku geeignet sind (vgl. Abschn. 5.1), und eine entsprechende (infra)strukturelle Ausrichtung haben. Walderlebnisse, Ruhe und Geborgenheit im Wald, aber auch Entspannung und Stimmungsaufhellung stehen im Fokus. Auch therapeutisches Wandern mit und ohne Begleitung in der sauberen Waldluft sollte im Kurwald möglich sein. Die Teilnehmer werden dabei z. B. von Wald-Gesundheitstrainern (s.u.) begleitet und angeleitet. An die Strukturen, d. h. die Gestaltung eines Kurwaldes, werden somit bereits besondere Anforderungen gestellt. Die allgemeine Ruhe- und Erholungsfunktion muss unterstrichen werden. Der Wald sollte Flächen zur Entspannung, Bewegung, für Sitzgelegenheiten und Verweileinrichtungen enthalten. Beschilderungen, Parkmöglichkeiten in der Nähe, ein entsprechender Eingangsbereich mit Toiletten und Garderoben sind günstig. Neben den oben aufgeführten Strukturen stehen im Kurwald die gesundheitsfördernden Wirkungen des Waldklimas mit der gesamten Waldatmosphäre im Vordergrund.

Der *Heilwald* kann als „Behandlungsraum" verstanden werden und befindet sich ebenfalls in einem Kurort oder Heilbad und/oder in der Nähe einer Rehabilitationsklinik. Er sollte schwerpunktmäßig nur für die Zielgruppe zugänglich sein und Einrichtungen enthalten, die dort die Maßnahmen zur Behandlung bzw. Rehabilitation unter fachlicher Anleitung ermöglichen. Heilwälder sollten auch für Menschen mit Beeinträchtigungen zugänglich sein. Somit ist eine barrierefreie Verkehrsanbindung ebenso wie das Vorhandensein von barrierefreien Wegen im Wald wesentlich. Rollstuhlfahrer benötigen dabei eine andere Weggestaltung als ein blinder oder hörgeschädigter Mensch. Eine Gefährdung aufgrund unterschiedlicher Nutzung der Wege muss ausgeschlossen werden.

Insgesamt stellt die Ausweisung von Heilwäldern erhebliche Anforderungen an die Planung. Um seinem Anspruch als höchstes „Prädikat" in der Waldtherapie gerecht zu werden, sollte ein Heilwald einen eher kleinen, aber hochwertig ausgestatteten Wald bzw. Waldabschnitt umfassen. Der Heilwald sollte eine in sich geschlossene Einheit, d. h. ein therapeutisches Setting darstellen und sich vom Kurwald durch erhöhte infrastrukturelle Anforderungen abheben.

Im Heilwald sollen die Patienten und Kurgäste zwar auch zur Prävention, überwiegend aber zu therapeutischen oder rehabilitativen Maßnahmen angeleitet werden. Dazu sind eine Fachbegleitung (Physio-, Sport-, Klimatherapeut) für Gruppen und Einzelpersonen sowie Einzel- und Gruppentherapien nötig. Diese Aufgaben kann auch ein spezieller „Waldtherapeut" übernehmen (s.u.).

Während waldtherapeutischer Maßnahmen muss das Bedürfnis der Teilnehmer nach Privatheit gewährleistet und Störungen durch unbeteiligte Dritte ausgeschlossen bzw. so gering wie möglich gehalten werden. Deshalb ist es günstig, wenn ein Heilwald, in dem Kranke oder Menschen mit Beeinträchtigungen behandelt werden, an eine Klinik angegliedert ist und möglichst von dieser ausschließlich genutzt wird.

Bei der Nutzung von öffentlichen Wäldern als Kur- oder Heilwald ist aber die Möglichkeit einer Belästigung durch andere durchaus relevant, und es muss zumindest ein gewisser Schutz vor lärmenden Besuchern gewährleistet sein. Waldbadende und unbeteiligte Waldbesucher sollten durch geeignete *Besucherlenkung* so geführt werden, dass die waldtherapeutischen Maßnahmen dadurch möglichst wenig beeinträchtigt werden. Dabei können auch das Geländerelief, Besonderheiten der Vegetation (z. B. Dickungen etc.) und andere natürliche Barrieren genutzt werden, um therapeutisch genutzte Flächen zumindest optisch zu separieren und dort einen natürlichen Sichtschutz vor neugierigen Einblicken zu gewähren. So kann Kurgästen, Patienten und Therapeuten zumindest ein bestimmtes Mindestmaß an Ungestörtheit geboten werden.

Ein weiterer wichtiger Aspekt der Besucherlenkung besteht darin, das Gefährdungspotenzial durch andere Waldbesucher und Freizeitsportler (z. B. Radfahrer) für die Teilnehmer waldtherapeutischer Maßnahmen und dabei vor allem für eingeschränkte Personen (z. B. mit Gehbehinderung) zu minimieren.

Für die Einrichtung bzw. Ausweisung eines Kur- und Heilwaldes müssen auch zahlreiche *rechtliche Vorgaben* und Einschränkungen beachtet werden. Näheres dazu ist in Abschn. 5.5 ausgeführt.

5.2.2 Voraussetzungen und Aufgaben von Wald-Gesundheitstrainern, Waldtherapeuten

Shinrin-Yoku sollte von speziell dafür ausgebildetem Fachpersonal angeleitet und mit den Gästen bzw. Patienten durchgeführt werden.

Allerdings hat sich national bereits ein großes Feld an Shinrin-Yoku-Guides, Waldbaden-Führer, Naturcoaches oder Achtsamkeitstrainern im Wald formiert. Da es keine einheitlich gültigen Definitionen bzw. Weiterbildungsstandards gibt, ist der Überblick für den potenziellen Kunden/Interessenten nicht einfach.

Wenn nur Gesundheitsförderung und (primär)präventive Maßnahmen (vgl. Abschn. 5.3) vorgenommen werden, sind beispielsweise *Wald-Gesundheitstrainer*, die beim Waldbaden in Japan u. a. „Shinrin-Yoku Guides" heißen, geeignet. Sie können aus Berufsgruppen aus der Gesundheits- und Wellnessbranche oder den „grünen" Berufen stammen. Diese und auch „nur" interessierte gesundheitsbewusste Menschen können in einem speziellen Weiterbildungskurs zum zertifizierten Wald-Gesundheitstrainer ausgebildet werden (Veranstalter: Lehrstuhl für Public Health und Versorgungsforschung [IBE] der Ludwig-Maximilians-Universität München in Kooperation mit der Ärztegesellschaft für Präventionsmedizin und Naturheilverfahren, Kneippärztebund e.V.). Durch diese Schulung werden die Teilnehmer befähigt, im Rahmen der Gesundheitsförderung und allgemeinen Prävention die individuellen körpereigenen Ordnungs- und Heilkräfte von Menschen mit Shinrin-Yoku zu aktivieren. Sie lernen, mit Gästen Entspannungsübungen und Achtsamkeitsverfahren (vgl. Abschn. 5.4.1) durchzuführen, sie leiten sie zur Frischluft-Liegekur und maßvollen klimatischen Terrainkur (vgl. Abschn. 5.4.2) sowie zu weiteren präventiven Maßnahmen (wie Atmungsübungen oder Kneipp-Anwendungen) an.

Waldtherapeuten – analog zu den japanischen „Forest Therapist" – sind gefragt, wenn bereits gesundheitliche Störungen vorliegen oder spezielle Indikationen behandelt werden müssen. Dazu gehören nicht nur körperliche Leiden, sondern auch schwerer Disstress mit den entsprechenden Ausprägungen wie einer Burn-out-Symptomatik oder Depressionen. Voraussetzung dafür ist dann ein medizinischer Hintergrund, d. h. eine solide therapeutische Vorbildung, mindestens als Physiotherapeut o.Ä. Je nach Ausprägung der Erkrankung sollten auch Ärzte oder Psychologen diese Aufgabe übernehmen und eine Weiterbildung zum Waldtherapeuten absolvieren. Auch hier wird der Lehrstuhl für Public Health und Versorgungsforschung (IBE) der Ludwig-Maximilians-Universität München zusammen mit der Ärztegesellschaft für Präventionsmedizin eine entsprechende Ausbildung zum zertifizierten Waldtherapeuten auflegen.

5.3 Gesundheitsförderung und Prävention im Wald

Gesundheitsfördernde und präventive Maßnahmen sollen frühzeitig die Gesundheit stärken, um die Entstehung von Risikofaktoren und Krankheiten zu verhindern.

Bei der *Gesundheitsförderung* geht es um eine Festigung von Gesundheitsressourcen und die Verankerung von Bewältigungsstrategien, vor allem im persönlichen und sozialen Umfeld. Gesundheitsförderung richtet sich somit an Personen, die ihre Lebensweise gesundheitsbewusst gestalten wollen, um weiterhin ein gesundes Leben führen zu können. Gesundheitsförderung ist eines der wichtigen Ziele des Shinrin-Yoku.

Bei der *Prävention* (Gesundheitsvorsorge) geht es darum, gezielt krank machendes Verhalten sowie bereits vorhandene Risikofaktoren und die Manifestation zu vermeiden. Auch das Verhindern eines weiteren Fortschreitens einer Erkrankung (s. u.) gehört im weitesten Sinne zur Prävention. Man unterscheidet drei Ebenen der Prävention:

Die primäre Prävention richtet sich an gesunde Menschen, die bereits erkennbare Risikofaktoren aufweisen. Die Zielsetzung besteht darin, die Gesundheit zu erhalten und Krankheit vorzubeugen, indem bekannte auslösende oder bereits vorhandene Ursachen von Krankheiten wie Übergewicht oder Bewegungsmangel minimiert bzw. eliminiert werden (Franzkowiak 2018). Dazu kommt häufig eine Lebensstiländerung in Betracht.

Die Sekundärprävention soll dagegen verhindern, dass bereits vorhandene Gesundheitsstörungen (wie erhöhter Blutzucker oder Adipositas) akute Erkrankungen (wie Herzinfarkt) auslösen oder sich in chronischen Krankheiten manifestieren. Ziel der Sekundärprävention ist somit die Krankheitsfrüherkennung mit Verminderung bzw. Vermeiden von Verschlimmerung und deren Chronifizierung (ebd.).

Die sog. Tertiärprävention entspricht der Rehabilitation, d. h. der Behandlung nach einer akuten bzw. bei einer chronischen Erkrankung, die zum Ziel hat, einen bleibenden Funktionsverlust bzw. Einschränkung mit verminderter Partizipation zu vermeiden (ebd.).

Shinrin-Yoku mit seinen unterschiedlichen Verfahren ist bis heute hauptsächlich gesundheitsfördernd sowie primärpräventiv ausgerichtet, kann aber auch im Bereich der Sekundärprävention und als flankierende Rehabilitationsmaßnahme durchgeführt werden.

Gesundheitsfördernde Programme sowie Primärprävention im Wald basieren auf den Erkenntnissen der Medizinischen Klimatologie, der Naturheilverfahren, der Erholungs- und Stressforschung sowie des naturpsychologischen Wissens und können von speziell ausgebildeten Wald-Gesundheitstrainern angeboten und angeleitet werden. Sekundärpräventive oder rehabilitative Interventionen während der Waldtherapie sollten unbedingt von entsprechend geschultem medizinischen Fachpersonal wie „Waldtherapeuten" (vgl. Abschn. 5.2) angeleitet werden.

Im Wald können abhängig von der Zielgruppe *unterschiedliche Konzepte zur Gesundheitsförderung bzw. Prävention* durchgeführt werden. Für eine gute Erholungswirkung ist dabei sowohl ein ausgeglichener Wechsel aus Belastung und Entlastung (Veränderung des Anforderungsniveaus) sowie von Aktivierung und Deaktivierung (Veränderung des Aktivierungsniveaus) nötig (Allmer 1996). Bei Überforderung durch Ermüdung (oder Krankheit) ist es wichtig, wieder Energie zu tanken, sich auszuruhen und damit weiterem Ressourcenabbau entgegenzutreten. Insbesondere bei Stressbelastungen muss das übersteigerte Aktivierungsniveau gesenkt werden, um Spannungen/Verkrampfungen zu lösen und zur Ruhe zu kommen. Im Gegensatz dazu bedarf es bei einer Unterforderung einer geistigen sowie körperlichen Aktivierung. Bei einer Belastung durch psychische Übersättigung schafft sinnhaftes Agieren einen Ausgleich. Somit können grob zwei Erholungsstrategien unterschieden werden (Allmer 1996): Ein Programm für Personen mit einer Überforderungsproblematik sowie ein Programm für Menschen, die sich ständig unterfordert fühlen. Letztlich können diese präventiven Wald-Programme nochmals differenzierter nach den jeweiligen Belastungsformen individuell angepasst werden.

Beispiele
Gestresste, psychisch belastete Personen:
Psychisch gestresste Personen fühlen sich oftmals einer Situation bzw. Anforderung nicht mehr gewachsen, das Abschalten von Belastendem bzw. von Verantwortlichkeiten fällt schwer oder ist gänzlich unmöglich. Körperlich zeigt sich die Belastung u. a. in muskulären Verspannungen. Ziel der Erholungsstrategie ist es, durch einen angeleiteten Aufenthalt im Wald das übersteigerte Aktivierungsniveau zu senken und somit zu normalisieren und Spannungen/Verkrampfungen zu lösen (Allmer 1996).

Deshalb ist es bei gestressten Personen sinnvoll, durch einen Wechsel von der kognitiven Funktionsebene auf die sensorische und emotionale Ebene Erholungsprozesse einzuleiten. Aufgrund dieser Neufokussierung bzw. Neuorientierung der Wahrnehmung kann die mentale Gesundheit (Konzentrationsfähigkeit, Wachheit) wiederhergestellt werden. Am besten eignen sich dazu die unterschiedlichen sensorischen Sinnesübungen, die beim Shinrin-Yoku durchgeführt werden können. Weiterhin sind Verfahren bzw. Übungen zielführend, die die Qualität der Naturverbundenheit aufbauen und vertiefen und so eine emotionale Verbindung zwischen Mensch und Natur erzeugen. Außerdem sind Body-Mind-Verfahren sowie Entspannungstechniken (s. u.) hervorragend geeignet, die Kräfte im Wald wieder aufzutanken und die Erholung zu fördern.

Menschen mit Ermüdungserscheinungen aufgrund geistiger oder körperlicher Überforderung:

Physische, aber auch kognitive Erschöpfung als Folge einer Überforderung im Alltag erfordert als Erholungsstrategie eine generelle Verringerung der Anforderung, um die bereits erschöpften Ressourcen nicht weiter zu minimieren (Kaiser 2016). Ziel ist das Auftanken der körperlichen Energieressourcen und die Wiedererlangung der eigenen Kraft, um zukünftigen Anforderungen gerecht werden zu können. Dabei soll das Waldbaden mit einem reduzierten, d. h. leichten motorischen und geistigen Energieaufwand durchgeführt werden. Auch ist belegt, dass eine leichte Bewegungsmaßnahme einer Erholung durch Ruhe überlegen ist (Beckmann und Fröhlich 2009). Hierzu eigenen sich beispielweise verschiedene Übungen zur Sinneswahrnehmung, Achtsamkeitsübungen und entschleunigendes Umher-Wandern bzw. Spazieren.

Menschen mit geistiger bzw. körperlicher Unterforderung:

Ist der Berufsalltag monoton und unterfordernd, kommt es zu einer Stressbelastung aufgrund eines Mangels an kognitiven, emotionalen und körperlichen Reizen und Anforderungen. Ziel der Erholungsmaßnahme ist es, durch körperliche Aktivität bzw. durch neue kognitive und emotionale Reize eine ausgleichende bzw. anregende Wirkung zu erzielen. Die neuen unterschiedlichen Reize bzw. Aktivitäten stellen dabei eine erholungsförderliche Belastung dar und scheinen für einen Erholungsprozess notwendig zu sein. Beispielsweise kann das Vermitteln von spezifischem Waldwissen einen Wissensreiz darstellen, oder das Ansprechen der unterschiedlichen Sinnesqualitäten während einer Walderfahrung kann die Körperwahrnehmung neu beleben und vertiefen. Auch eine moderate Bewegungstherapie sowie dosierte Kneipp-Anwendungen in Form eines Fußtret- oder Armbads heben das Aktivitätsniveau und sind auch nach dem Waldbaden zu Hause weiter durchführbar, ebenso wie Tai-Chi-Übungen, die den Übenden in ihrer Komplexität durchaus fordern und ebenfalls ins Alltagsleben übernommen werden können (vgl. Abschn. 5.4). Durch das Üben der Naturverbundenheit können neue emotionale Aspekte initiiert und vertieft werden.

Menschen mit psychischer Sättigung:

Durch das alltägliche Fehlen von sinnhafter, befriedigender Tätigkeit kommt es vermehrt zu psychischen Stressbelastungen, da die eigenen Bedürfnisse negiert bzw. zu wenig ausgelebt werden können. Ziel der Erholungsmaßnahme ist es, die Sinnhaftigkeit des eigenen Tuns im Leben wieder anzusteuern, d. h. die individuelle Lebensfreude durch das Eintauchen in den Wald mit allen Sinnen wieder zu entdecken und zu genießen. Ebenso ist der Umstand einer stärkeren Naturverbundenheit als ein wichtiger emotionaler Faktor zu werten, der sich auf das allgemeine Wohlbefinden und die persönliche Lebenszufriedenheit positiv auswirkt.

Bei der Auswahl des Waldbaden-Formats ist jedoch grundsätzlich zu beachten, dass Überforderung mit Ermüdung und starker Stressbelastung langfristig zu tiefgehenden Erschöpfungszuständen führen kann. Diese können zwar durch „gekonnt angeleitetes" Waldbaden kurzfristig etwas gelindert werden. Gleichwohl bedürfen solche Erschöpfungszustände einer längerfristigen Schonungs- bzw. Erholungsphase. Diese sollte durch mehrmalige Waldbaden-Einheiten flankierend unterstützt werden, um die Energieressourcen schneller wieder aufzufüllen.

Bei psychischer Beanspruchung durch Unterforderung durchbricht das Eintauchen in die Atmosphäre des Waldes die Monotonie des Alltages, und es werden sofort neuartige, zumeist fremde Reize und Inhalte empfangen und wahrgenommen. Die Schaffung einer emotionalen Naturverbundenheit kann dabei als Schlüsselelement hilfreich sein. Dafür bedarf es jedoch oft einer guten, zielgerichteten Anleitung, die die Teilnehmer anspricht.

5.4   Gesundheitsfördernde Verfahren/ Anwendungen im Wald

5.4.1   Achtsamkeitsverfahren, Body-Mind-Verfahren und Entspannungsverfahren

„Modern" und im Wald leicht anzuwenden sind die vor allem aus dem asiatischen Raum stammenden Verfahren Qigong und Tai Chi. Sie werden bei der Waldtherapie in Japan, China und Korea eingesetzt. Auch Yoga kann dazugehören. Wichtig sind für die Waldtherapie vor allem auch Achtsamkeitsübungen, u. a. für die Entwicklung einer Naturverbundenheit. Die bekannten Verfahren wie die Progressive Muskelrelaxation oder das Autogene Training sind zum Waldbaden oder zur Waldtherapie eher weniger geeignet, da sie im ruhigen Liegen durchgeführt werden und nur an warmen Tagen möglich sind, selbst wenn eine geeignete Infrastruktur vorliegt.

Durch Body-Mind-Verfahren und Achtsamkeitsübungen sinkt der Stresslevel, und es kommt zu einer sympathikotonen Modulation (Zou et al. 2018). Auch weisen verschiedene Studien darauf hin, dass Body-Mind-Verfahren bzw. Entspannungsverfahren vorwiegend bei mentaler Beanspruchung im Beruf als zielführende und effektive Erholungsverfahren infrage kommen. Selbst Sport scheint die Rumination (das ständige Kreisen der Gedanken um Probleme) im Vergleich zu aktiven Entspannungstechniken weniger effektiv zu reduzieren (Allmer 1996). Weitere positive Effekte sind verbesserte Konzentrationsfähigkeit, Vergrößerung der Selbstsicherheit, Sensibilisierung von körpereigenen Wahrnehmungen, Angstreduktion sowie Steigerung von Stimmung und Wohlbefinden (Kaiser 2016).

Achtsamkeitsbasierte Stressreduzierungsprogramme
Achtsamkeitstechniken helfen, die Aufmerksamkeit besser zu kontrollieren (Esch 2014), indem man den „Taschenlampenkegel des Bewusstseins" erweitert und folglich mehr um sich herum wahrnimmt. Achtsamkeitspraxis als Body-Mind-Verfahren soll Psyche, Emotion, Verstand, Geist und Körper miteinander verbinden, um so vor Überforderung und Erschöpfung zu schützen und Selbstwirksamkeit, Verbundenheit und innere Zufriedenheit zu stärken.

Achtsamkeitspraxis steigert das Körpergespür und erhöht die Akzeptanz des eigenen Körpers. Ziel der Achtsamkeitsübungen sind verbesserte Selbstwahrnehmung und Differenzierung von Wichtigem und Unwichtigem sowie ein mehr distanzierter Umgang mit belastenden Gedanken, Emotionen und Stress. Dieser emotionalen Selbstregulation wird zugeschrieben, dass sie zu einer systematischen Desensibilisierung gegenüber negativen Emotionen und Mitgefühl führt und sich Offenheit und Gleichmut verstärken. Eine achtsame Haltung wirkt sich auch auf die Gedächtnisfähigkeit aus und verbessert damit die Lern- und Merkfähigkeit (Esch 2014).

Wenn Achtsamkeitsübungen in der Natur (Wald) durchgeführt werden, ermöglichen sie es, in die vielfältigen Stimmungen einzutauchen und sie in ihrer komplexen Artenvielfalt zu genießen und zu bewahren. Dabei wird das positive Bild der Naturverbundenheit geformt.

Es gibt mehrere Arten von Programmen: die Achtsamkeitsbasierte Stressreduktion (MBSR Mindful-based stress reduction), die Achtsamkeitsbasierte Kognitive Therapie MBCT (Mindful-based cognitive therapy), die Dialektisch-Behaviorale Therapie DBT und die Acceptance und Committment Therapy ACT.

Das bekannteste Verfahren ist das Achtsamkeitsbasierte Stressreduzierungsprogramm MBSR. Das Verfahren stammt ursprünglich aus buddhistischen Lehren sowie östlichen Meditationspraktiken und wurde in den 1980er-Jahren entwickelt. Es geht dabei darum, dass Geisteshaltung und Aktivitäten absichtsvoll/wohlwollend sind, sich nur auf den gegenwärtigen Moment beziehen und aufmerksam, offen und nicht wertend alle Gedanken/Gefühle wahrzunehmen. Es ist eine bewusst getroffene Haltung. Somit stellt

Selbstachtung als zentrale Gesundheitsressource, die vor Überforderung und Erschöpfung schützt, das Ziel dar.

Die Evidenz der Wirksamkeit wurde durch eine Vielzahl an Meta-Analysen bestätigt (u. a. Khoury et al. 2015). Das Achtsamkeitsverfahren MBSR führt demnach zur Reduzierung/Verbesserung von Symptomen bei Angst, Depression, Stress, Herzerkrankungen, muskuloskelettalen Erkrankungen, Krebs, HIV und Suchterkrankungen. MBSR ist auch Bestandteil der S3-Leitlinien für die Behandlung von depressiven Störungen bei Kindern/ Jugendlichen und bei der Behandlung der unipolaren Depression erkrankter Erwachsener. Es ist eine anerkannte Vorsorgeleistung nach § 20, Sozialgesetzbuch V.

Meditation

Meditationsverfahren sind seit Jahrtausenden eine bewährte und bekannte Methode, um Ruhe in Körper und Geist einkehren zu lassen und Stressbelastungen bzw. negativen Emotionen entgegenzuwirken. Besonders in der asiatischen Tradition werden unterschiedliche Arten von Meditationen im Alltag genutzt. Dabei können passive Meditationen wie Ruhe- oder Atemmeditationen von aktiven Formen wie Gehmeditation unterschieden werden. Allen gemeinsam ist eine deutlich positive Entspannungswirkung, gefolgt von mehr Emotionskontrolle und Selbstregulation, die durch unterschiedliche Studien und Übersichtsarbeiten bestätigt wurden (u. a. Esch 2014). Für die Achtsamkeitsmeditation wurden beispielsweise positive Wirkungen wie Reduzierung von Angst, Depressivität, Stressbelastung, Schmerzen sowie Verbesserung von psychischer Stimmung, Aufmerksamkeit und auch eine höhere Lebensqualität nachgewiesen (Goyal et al. 2015).

Meditationen können im Wald in einfacher Form als Sitzmeditation, beispielsweise auf einem Baumstumpf, durchgeführt werden. Die Sitzmeditation beinhaltet ruhige, entspannte und offene Wahrnehmung und das Aufnehmen der umgebenden Natur. Auch eine Gehmeditation kann neue Emotionen und Sinneswahrnehmungen im Wald vermitteln.

Tai Chi Chuan

Die wörtliche Übersetzung von Tai Chi Chuan ist „oberste ultimative Faust". Der Ursprung liegt in China als Kampfsport. Im asiatisch-philosophischen Sinne und gemäß der Traditionellen Chinesischen Medizin fördert Tai Chi – wie Qigong (s. u.) – den Fluss des Qi, der Lebensenergie. Im westlichen Sinne gehört Tai Chi zu den Body-Mind-Verfahren. Es vermindert Stress und erhöht das körperliche Wohlbefinden. Seine Hauptelemente sind Bewegung,

Meditation und tiefe Bauchatmung. Tai Chi ist für die Waldtherapie hervorragend geeignet (3sat 2019). Zahlreiche Studien befassen sich mit den Effekten des Tai Chi Chuan. Es zeigen sich hervorragende Effekte in der Rehabilitation, aber auch in der Gesundheitsförderung und Prävention.

Die langsamen Bewegungen machen die Übungen auch für ältere Menschen möglich. Schon länger sind Verbesserungen des Gleichgewichts bekannt und Tai Chi wird zur Sturzprophylaxe eingesetzt. Die allgemeine Fitness von Senioren steigt an, und es kommt zu entsprechenden Anpassungsreaktionen im Herz-Kreislauf-System und der Muskulatur (Chodzko-Zajko et al. 2009). Altersbedingte Schlafstörungen (Yeh et al. 2008) werden verbessert, und die psychosoziale Teilhabe alter Menschen wird durch Tai Chi vergrößert (Huang et al. 2017).

Tai Chi ist auch für Gesunde mittleren Alters und Jüngere geeignet. Unzählige Untersuchungen haben bewiesen, dass regelmäßiges Tai Chi im Hinblick auf die Prävention zu einer Stressminderung und gleichzeitigen Reduktion von kardiovaskulären Risikofaktoren auf allen Ebenen führt. Neben Verbesserung des Schlafs und des Gemüts wirkt es sich auf die mentale Gesundheit und Beweglichkeit aus (Liu et al. 2018). Weitere psychische Effekte wie Stimmungsverbesserung, Angstverminderung und gestiegene Selbsteinschätzung sind ebenso wie eine positive Beeinflussung des psychosozialen und seelischen Wohlbefindens eindeutig belegt.

Obwohl langsame Bewegungen durchgeführt werden, erfordern diese eine beträchtliche Muskelarbeit, insbesondere der Arme und der Beine, auch durch hockende Position (leicht gebeugte Knie). Es kommt zu einer Zunahme von Muskelkraft und muskulärer Ausdauer und zu einer Erhöhung der allgemeinen körperlichen Fitness. So ergab auch eine Studie, in der Tai Chi versus Wandern (jeweils zwölf Wochen) untersucht wurde (Hui et al. 2009), signifikante und vergleichbare Effekte auf körperliche Leistungsfähigkeit und muskuläre Fitness, Blutzuckerspiegel, Ruhestoffwechsel und allgemeinen Gesundheitszustand.

Tai Chi ist somit ein sog. aerobes Training mit moderater Intensität. Die während Tai-Chi-Übungen vollbrachte Leistung entspricht dem Gehen mit 6 km/h (Lan et al. 2008) und ist somit im international anerkannten Bereich für moderates Ausdauertraining.

In der Rehabilitation von bestehenden Erkrankungen zeigen verschiedene systematische Reviews und Meta-Analysen die evidenten Wirkungen von regelmäßigen Tai-Chi-Übungen, beispielsweise bei depressiven Symptomen, koronarer Herzkrankheit und verschiedenen Erkrankungen des Bewegungsapparates wie rheumatoider Arthritis, Fibromyalgie oder unspezifische chronische Rückenschmerzen: Tai Chi ist das am besten untersuchte und besten belegte Body-Mind-Verfahren und schon allein aus der asiatischen Tradition her hervorragend für die Anwendung in der Waldtherapie geeignet und kann bei fast jedem Wetter durchgeführt werden.

Qigong

Qigong ist ebenfalls ein hervorragendes Verfahren für das Shinrin-Yoku. Es benötigt keine Ausstattung und keine Infrastruktur und wird im Stehen auf dem Waldboden ausgeübt.

Qigong wird von Millionen Chinesen regelmäßig betrieben. In der chinesischen Medizin bedeutet ein freier Fluss des Qi in den Meridianen, dass Körper, Geist und Seele im Einklang sind, und das bedeutet Gesundheit. Ein blockiertes Qi führt dagegen zu Krankheiten. Qigong ist ein Element der Traditionellen Chinesischen Medizin (TCM). Es übt gleichzeitig Geist und Körper und kann deshalb als „Body-Mind"-Intervention bezeichnet werden. Es wird eingesetzt, um verschiedene chronische Erkrankungen zu behandeln und ein gesundes Leben zu fördern. Man unterscheidet das „Medizinische Qigong", das mit einem TCM-Arzt durchgeführt wird, und das „Präventions-Qigong". Die Hauptelemente sind Geist, Atem, Haltung und Bewegung. Qigong weist einer Meta-Analyse zufolge gesicherte Effekte im Hinblick auf die allgemeine Prävention und Sekundärprävention auf (Ng und Tsang 2009). Die Wirkmechanismen sind noch unklar. Es kommen psychophysiologische Mechanismen in Betracht, die Immunsystem, sympathikotones und parasympathisches Nervensystem und die Hormone beeinflussen.

Für das Medical Qigong zeigen zahlreiche Studien aus China Evidenz, beispielsweise für die Behandlung von Hypertonie, Fibromyalgie oder bei der Behandlung von Parkinson-Erkrankten. Zudem gibt es zwar noch keine eindeutigen Ergebnisse, aber immerhin Hinweise auf eine günstige Wirkung in der Prävention von Schlaganfall, sowohl für Tai Chi als auch Qigong (Lauche et al. 2017).

In der Traditionellen Chinesischen Medizin werden zahlreiche weitere Erkrankungen – auch Krebserkrankungen – u. a. durch eine Kombination von Qigong und konventionellen Methoden behandelt. Studien zeigten dabei eine Verbesserung der Immunfunktion (Wang et al. 2012) und positive Effekte auf Lebensqualität, Stimmung und krankheitsbedingte Müdigkeit (Fatigue) (Zeng et al. 2014) bei Krebspatienten.

Vergleicht man Tai Chi und Qigong miteinander, ist Tai Chi sportlicher orientiert und hat mehr Effekte in Richtung körperliche Leistungsfähigkeit. Qigong ist ruhiger und zielt noch mehr auf Entspannung (Stressabbau). Es ist eher eine kognitive Intervention, wobei Medical Qigong ganz klar krankheitsbezogen ist.

Yoga

Yoga ist über 5000 Jahre alt und hat seinen Ursprung in Indien. Es besteht aus den Hauptelementen Haltung (Asana), Atmung (Pranayama), Meditation und „devotion" (Hingabe) (Dhyana). Traditionell werden in Indien sechs verschiedene Yoga-Stile (Meditationen, u. a. auch Transzendale Meditationen, Mantra-Yoga) durchgeführt. In den westlichen Formen finden sich ebenfalls verschiedene Yoga-Stile, diese sind jedoch mehr körperorientiert und meist eng mit Asana (Haltung) verbunden. Sie kombinieren Stretching und verschiedene Positionen mit tiefer Atmung und Meditation. Das Hatha-Yoga (Hatha = Sonne/Mond) ist der in der westlichen Welt am häufigsten praktizierte Stil und besteht überwiegend aus entspannenden Übungen mit körperlicher Kräftigung.

Für westlich angewandtes Yoga liegen hervorragende Ergebnisse vieler Studien (u. a. Luu und Hall 2016) vor: Es kommt es zu einer Reduktion von Blutdruck und Herzfrequenz, Verminderung des Sauerstoffverbrauchs, Gewichtsverlust, Kräftigung der Beine, Stressreduktion, Schlafverbesserung, Reduktion der Angst und zu einer Verbesserung der Gedächtnisleistung. Yoga ist besonders für die Primärprävention von kardiovaskulären Erkrankungen geeignet (Cramer et al. 2014).

Damit zeigt Yoga in der allgemeinen Prävention und der Sekundärprävention hervorragende Erfolge. Bei Schwangeren führen Yoga-Übungen zu einer Stressreduktion, der Verminderung von Hypertonie und Schmerzen.

Aber auch bei bereits bestehenden Erkrankungen und in deren Rehabilitation ist Yoga erfolgreich: Es besteht Evidenz für relevante positive Effekte Schmerzsyndromen wie Kopfschmerz oder Schmerzen bei Arthritis (Übersicht in Field 2011) und chronischem, nichtspezifischem Rückenschmerz (low back pain, Wieland et al. 2017). Deshalb wird Yoga als zusätzliche Therapie bei Patienten mit Low Back Pain empfohlen. Zudem liegt bei kardiovaskulären Erkrankungen, Autoimmunerkrankungen, Krebs, Metabolischem Syndrom und Diabetes, Fatigue sowie Hypertonie Evidenz vor. Bei starken Depressionen scheint Yoga ähnlich effektiv zu sein wie ein Medikament (Cramer et al. 2017).

Die Wirkmechanismen von Yoga sind noch weitgehend unbekannt, man geht von einem entspannenden Effekt durch Steuerung von sympathikotonem und parasympathischem Nervensystem aus.

Yoga und Tai Chi scheinen überdies das Potenzial zu haben, positiv regulierend auf das Immunsystem einzuwirken und Entzündungsreaktionen zu reduzieren. Dafür gibt es Hinweise, es sind aber noch weitere Untersuchungen nötig, um die Evidenz sicherzustellen (Morgan et al. 2014).

Yoga-Übungen passen sehr gut zu den Zielen der Waldtherapie. Allerdings wird eine entsprechende Infrastruktur mit einem festen Boden und vorhandenen Matten benötigt. Auch sollte es – entsprechend der leichteren Kleidung, die für die meisten Übungen nötig ist – nicht kalt sein.

Progressive Muskelrelaxation (PMR)
Die PMR ist das in Deutschland am weitesten verbreitete Verfahren. Der Übende benutzt den Umstand, dass die Muskeln nach kurzer Anspannung leicht in einen wahrnehmbaren Zustand der Entspannung übergehen. Der Übende soll passiver und sorgfältiger Beobachter des auftretenden Entspannungsprozesses werden. Für die PMR sind Effekte bei Schmerzen, insbesondere eine Verbesserung unspezifischer Rückenschmerzen gesichert. Dies führte zur Empfehlung der PMR in der Nationalen Versorgungsleitlinie nicht-spezifischer Kreuzschmerz (2017). Eine Wirksamkeit von Entspannungsverfahren bei chronischen Schmerzen als unimodales Verfahren ist generell jedoch nur eingeschränkt gegeben. Sie wird aber gerade von Schmerzpatienten sehr gerne angenommen. Wenn PMR während der Waldtherapie durchgeführt wird, bedarf es eines ruhigen, lärm- und wettergeschützten trockenen Platzes mit fester Unterlage. Und es muss warm sein, damit der Körper nicht auskühlt.

Autogenes Training
Dieses Entspannungsverfahren ist überwiegend im deutschsprachigen Raum bekannt. Es ist ein Autosuggestionsverfahren, bei dem durch Selbstsuggestion eine Entspannung eingeleitet wird. Überraschenderweise gibt es kaum akzeptable deutsche oder internationalen Studien zu den Effekten. Lediglich eine Stressreduktion wurde festgestellt (Ernst und Kanji 2000).

Soll Autogenes Training während des Waldbadens oder während der Waldtherapie ausgeübt werden, ist eine entsprechende Infrastruktur im Wald nötig. Besonders ist dabei der Tatsache Rechnung zu tragen, dass der Übende längere Zeit (mindestens 20 Minuten bei der Kurzform) vollkommen ruhig liegt und somit stark gefährdet ist, auszukühlen. Außerdem muss – um den Autosuggestionseffekt der totalen Entspannung zu erreichen – absolute Ungestörtheit vorherrschen.

5.4.2 Klimatherapie, klimatherapeutische Verfahren

Das „Eintauchen in die Atmosphäre des Waldes" ist schon allein per definitionem Teilgebiet der Klimatherapie. Shinrin-Yoku ist sehr ähnlich dem, was in

Kurorten in Form von „Luftveränderung" oder „Luftbädern" – wissenschaftlich: Klimatherapie – schon lange praktiziert wird.

Klimatherapie gehört zu den Naturheilverfahren und beschäftigt sich mit den gesundheitsfördernden Auswirkungen des Klimas auf den Menschen sowie mit dem dosierten Einsatz und Nutzen der einzelnen Klimafaktoren zur Prävention, Therapie und Rehabilitation (Schuh 2004). Die auch langfristigen Erfolge der modernen Klimatherapie sind zu einem großen Teil dokumentiert und nach den Kriterien der „evidence based medicine" abgesichert (Schuh 2017). Sie wird im Hochgebirgsklima und im Seeklima, aber auch im waldgeprägten Mittelgebirgsklima angewandt. In den Wäldern, die u. a. rund um unsere Heilbäder und Kurorte liegen, wird Klimatherapie in Form von Frischluft-Liegekur und Klimatischer Terrainkur (s. u.) durchgeführt. Bei den heilklimatischen Kurorten gehört die Klimatherapie heute zum alltäglichen Behandlungskonzept und wird meist als vom Kur- und Badearzt verordnete ambulante Vorsorgemaßnahme nach § 23.2. SGB V oder als private Präventionsmaßnahme vorgenommen.

Somit werden schon seit Jahrzehnten Kuren (ehemals Badekuren, heute ambulante Vorsorgemaßnahmen) oder Rehabilitationsmaßnahmen in der waldreichen Umgebung der deutschen Kurorte und Heilbäder durchgeführt, betitelt als „Klimatherapie im Wald". Kombiniert mit weiteren Übungen, wie beispielsweise Achtsamkeit zur Verbindung mit der Natur, ist dies die perfekte Waldtherapie!

Klimatische Terrainkur

Das eigentliche Ziel der sog. Terraintherapie oder Terrainkur ist ein körperliches Ausdauertraining, das zu einer erhöhten Leistungsfähigkeit führt. Da die Waldtherapie bzw. das Waldbaden jedoch eher ruhig gestaltet wird, muss auch das Training reduziert werden. Somit wird eine Terrainkur „light" mit geringen Intensitäten, d. h. mit geringer Gehgeschwindigkeit, vorgenommen. Wenn aber – im Sinne der „klimatischen Terrainkur" – das entspannte Spazierengehen im schattigen Wald unter Einbeziehung des Waldklima-Faktors Kühle durchgeführt wird, dann sind hervorragende Effekte zu erwarten, und es kommt – auch ohne körperliche Anstrengung – zu einer Steigerung der körperlichen Leistungsfähigkeit (Schuh 2004). Basis dafür ist, dass während der entspannten Wanderung eine leichte Abkühlung der Haut stattfindet. Die Abkühlung wird über die Bekleidung dosiert. Diese „kühle Körperschale" hat Auswirkungen auf Kreislauf und Muskelstoffwechsel und vergrößert die gesundheitsfördernden Effekte des Spaziergangs. Außerdem kommt es zu einem Übungseffekt für das Thermoregulationssystem (vgl. Abschn. 3.4), der zu der körperlichen Veränderung führt, die man als Abhärtung (vgl. Abschn. 5.4.3) bezeichnet.

Frischluft-Liegekur

Das für die Waldtherapie noch wichtigere Klimaexpositionsverfahren ist die Frischluft-Liegekur. Sie wurde früher zur Behandlung der Lungentuberkulose eingesetzt. Ziel war das „training en repos" („Training während des Ausruhens"), das eine allgemeine Kräftigung nach sich ziehen sollte. Heute wird die Frischluft-Liegekur hauptsächlich zur Prävention, aber auch zur Stärkung eingesetzt, z. B. von Rekonvaleszenten, geschwächten oder alten Menschen oder auch gehbehinderten Personen.

Die körperliche Basis der Frischluft-Liegekur ist das Ruhen, kombiniert mit leicht reduzierter Hauttemperatur, das zu einer deutlichen körperlichen Entspannung führt. Obwohl ohne gleichzeitige körperliche Aktivität vorgenommen, führt die Frischluft-Liegekur auch zu einer leichten Zunahme der körperlichen Leistungsfähigkeit (Schuh 2004) – deshalb die Beschreibung in der alten klimatherapeutischen Literatur als „training en repos". Wie der Begriff bereits andeutet, resultiert diese allgemeine Kräftigung aus der körperlichen Entspannung und der sich anschließenden Regeneration, die während des Ruhens in kühler Luft auftritt.

Die Bedingungen im Wald bieten dazu hervorragende Möglichkeiten, entweder indem man sich nur ruhig im Wald hinsetzt oder -legt bzw. während Body-Mind-Übungen (vgl. Abschn. 5.4.1), bei denen man sich nur wenig oder fast gar nicht bewegt. Dabei führt die reduzierte Hauttemperatur zu einer gleichzeitigen körperlichen Kräftigung. Allerdings muss gerade in Ruhe streng darauf geachtet werden, dass keine Auskühlung des Körpers stattfindet.

5.4.3 Kneipp-Therapie

Die Kneipp-Therapie gehört wie die Klimatherapie zu den Naturheilverfahren. Sie setzt sich aus den 5 Elementen Wasser (Hydrotherapie), Ernährung (Ernährungstherapie), Heilpflanzen (Phytotherapie), Bewegung (Bewegungstherapie) und Lebensordnung (Ordnungstherapie) zusammen.

Kneipp-Therapie wurde im 19. Jahrhundert aus Wasseranwendungen entwickelt. Sebastian Kneipp (1821–1897) war Pfarrer in Bad Wörishofen und entwickelte als Selbsttherapie ein Therapiesystem, in dessen Mittelpunkt Güsse mit kaltem Wasser stehen. Er soll sich damit selbst von der Lungentuberkulose geheilt haben.

Heute wird Kneipp-Therapie im Rahmen von Kuren in speziellen Kureinrichtungen, begleitend bei anderen Kurregimes, aber auch zu Hause durchgeführt.

Hydrotherapie

Basis der Hydrotherapie ist, dass das Element Wasser als Vermittler natürlicher Lebensreize die Leistungsfähigkeit steigert, Abwehrkräfte anregt und das Körperbewusstsein verbessert. Wasseranwendungen wirken vorbeugend und therapeutisch harmonisierend auf das Nerven- und Hormonsystem sowie auf die Psyche. Die Anwendungen sind äußerst differenziert – es gibt über 100 verschiedene Wasseranwendungen. Sie sind u. a. bei Brüggemann und Uehleke (1997) beschrieben.

Hydrotherapeutische Elemente, wie Wassertreten in einem Bach oder Tautreten auf einer Lichtung, stellen während der Sommermonate eine ideale Bereicherung der Waldtherapie dar. Für das Wassertreten sollten allerdings ein befestigter Einstieg in den Bach und ggf. eine Haltestange vorhanden sein.

Bewegungstherapie

Sie wurde in der Kneipp-Therapie zunächst als vorbereitende Maßnahme und als Wiedererwärmung nach Kaltanwendungen eingeführt. Die Übungen sollen dynamisch sein und bestehen aus Gehen, Laufen, Schwimmen, Radfahren u. a. Die Bewegung soll Freude machen, zur Lebensweise passen und zu Hause weiterführbar sein (Brüggemann und Uehleke 1997). Während der Waldtherapie bieten sich hervorragende Möglichkeiten, sich immer wieder in Form von leichten Spaziergängen, am besten als klimatische Terrainkur (vgl. Abschn. 5.4.2) zu bewegen. Vor allem in den Übergangsjahreszeiten und im Winter sind bewegungstherapeutische Maßnahmen unabdingbar, um die Teilnehmer vor Auskühlung zu schützen.

Ordnungstherapie

Pfarrer Kneipp selbst verstand darunter „Ordnung in die Seele bringen" und setzte das Ziel: „Ordnungstherapie soll sich darum kümmern, dass die Seele heil bleibt oder wird". Ordnungstherapie soll damals wie heute lehren, in Harmonie mit sich und der Umwelt zu leben, Lebenskrisen als Entwicklungschancen zu begreifen und Kurskorrekturen vorzunehmen, Altern als gezählte Zeit zu sehen, die es zu nutzen gilt: Innehalten, das Wesentliche sehen und tun, die Faszination der Langsamkeit bedenkend. Das heutige Ziel der Ordnungstherapie ist die Wiederherstellung einer natürlichen individuellen Lebensordnung, d. h. eine Lebensstiländerung. Moderne Ordnungstherapie zielt somit primär auf Verhaltensänderungen, also die Modifizierung des bisherigen Lebensstils durch das Bewusstwerden von Zusammenhängen. Dazu gehören emotionale und interaktive Komponenten wie die Vermittlung sozialer, emotionaler und kommunikativer Kompetenzen, aber auch eine somatische Komponente in Form eines Trainings physiologischer Parameter u. a. durch Bewegung, Entspannung, Ernährung und Atmung. Auch ein Leben nach chronobiologischen Erkenntnissen („Chronohygiene") und das Schlafmanagement sind wichtig.

Die Inhalte der Ordnungstherapie stimmen mit den Zielen überein, die während der Waldtherapie mittels der eingesetzten Body-Mind-Verfahren und Achtsamkeitsverfahren vermittelt werden sollen.

Phytotherapie und Ernährungstherapie
Auch die Phytotherapie hat Pfarrer Kneipp eingeführt. Dabei werden auch heute noch mild wirkende Pflanzen oder Pflanzenteile bzw. ihre Extrakte zum inneren und äußeren Gebrauch verwendet und als Heilmittel, zur Vorbeugung oder als Pflegemittel eingesetzt. Als Ergänzung zur Waldtherapie können Phytotherapeutika zur Stressminderung und Beruhigung sowie für guten Schlaf Verwendung finden.

Die Ernährungstherapie ist eine weitere Säule der Kneipp-Therapie. Hier geht es um Diätetik nach moderner Ernährungsphysiologie, um die Ordnung der Mahlzeiten mit einer kultivierten, rhythmusgerechten Einnahme sowie um die Sinnesfreude beim Essen.

Effekte
Die Wirksamkeit der Kneipp-Therapie wurde in zahlreichen Studien abgesichert (u. a. Uehleke et al. 2008). Gerade für Patienten mit Bluthochdruck (Jacob und Volger 2009) und weiteren Herz-Kreislauf-Erkrankungen (Leuchtgens et al. 1999) sind signifikante Verbesserungen bekannt. Auch ältere Menschen, die häufig an mehreren Krankheiten leiden, profitieren von einer Kneipp-Therapie hervorragend (Weigl et al. 2008). Besonders erfolgreich ist Kneipp-Therapie aber in der allgemeinen Prävention und im Sinne einer Abhärtung (Goedsche et al. 2007), auch bei chronisch obstruktiver Bronchitis. Zahlreiche Ergebnisse liegen dazu vor.

Beim Shinrin-Yoku kann die Kneipp-Therapie eine hervorragende unterstützende Komponente darstellen. So unterstützen oder trainieren beispielsweise vorsichtige Arm- oder Fußbäder in einem durch den Wald fließenden Bach das Thermoregulationssystem (vgl. Abschn. 3.4). Die Gedanken der Ordnungstherapie sollten sich in Kombination mit Body-Mind-Verfahren oder Achtsamkeitstraining verfestigen. Leichte Bewegungstherapie in Form der klimatischen Terrainkur (s. o.) oder leichter Spaziergänge, gesunde Ernährung oder Tees aus Waldkräutern fördern die Effekte des Shinrin-Yoku weiter.

5.5 Nutzungsrechte, rechtliche Grundlagen

Die Waldgesetze des Bundes und der Länder enthalten bislang keine spezifischen Vorgaben für eine Nutzung des Waldes als Kur- oder Heilwald bzw. für waldtherapeutische Zwecke. Einzige Ausnahme ist Mecklenburg-Vorpommern, das neben einer Nutz-, Schutz- und Erholungsfunktion seit 2011 auch die Gesundheitsfunktion im regionalen Waldgesetz (§ 22 Landeswaldgesetz M-V) verankert hat. Sonst prüft die vor Ort jeweils zuständige (Forst-)Behörde im Einzelfall, ob eine Nutzung genehmigt werden kann. Voraussetzung ist immer, dass die Nutz-, Schutz- und Erholungsfunktionen des Waldes durch das Waldbaden nicht beeinträchtigt werden.

Es ergeben sich komplexe Fragestellungen über die Rahmenbedingungen. Dies betrifft das erwerbsmäßige Ausüben von waldtherapeutischen Maßnahmen. Für die Ausweisung und Implementierung von Kur- und Heilwäldern kommen noch spezifische Aspekte hinzu. Erstmals haben Volz et al. (2018) diese sehr komplexe Thematik für die unterschiedlichen Akteure als Orientierung zusammengefasst. Es handelt sich hierbei jedoch lediglich um eine Übersicht über die wichtigsten und bekannten Rahmenbedingungen, erhebt keinen Anspruch auf Vollständigkeit und schließt Haftungsansprüche an die Autoren aus.

5.5.1 Allgemeine forstrechtliche Rahmenbedingungen für die erwerbsmäßige Ausübung von waldtherapeutischen Maßnahmen

Grundsätzlich sind für jede gewerbliche Nutzung des Waldes (Waldbaden, Waldtherapie, Shinrin-Yoku) die gesetzlichen Vorgaben zu beachten und umzusetzen.

Im Zusammenhang mit waldtherapeutischen Maßnahmen können sich für den Anbieter, aber auch für den Waldeigentümer völlig neue Risiken und Verpflichtungen ergeben:

Eigentumsrechtlicher Aspekt: Die Nutzungsberechtigung
Die Durchführung von waldtherapeutischen Maßnahmen (z. B. durch Kur- und Heilbetriebe, Verkehrsämter, Hotels oder in Form von selbstständiger Tätigkeit, u. a. als Wald-Gesundheitstrainer oder Waldtherapeut) stellt eine gewerbliche Nutzung dar, die durch das Betretensrecht nach § 14 Bundeswaldgesetz nicht gedeckt ist und daher nur mit der Zustimmung der betroffenen Waldeigentümer zulässig ist. Wer waldtherapeutische Maßnahmen

anbieten möchte, aber selbst nicht Eigentümer eines Waldes ist, ist darauf angewiesen, die für die Durchführung von waldtherapeutischen Maßnahmen erforderliche Waldfläche zu erwerben, zu pachten oder die erforderlichen Nutzungsrechte vertraglich vom Grundeigentümer (z. B. über sog. Gestattungsverträge) zu erwerben.

Deshalb wird für ein gewerbliches waldtherapeutisches Vorhaben empfohlen, es durch entsprechende lange laufende Gestattungsverträge mit den jeweiligen Waldeigentümern abzusichern, es frühzeitig bei den zuständigen (Forst-)Behörden anzuzeigen und die Pläne mit diesen abzustimmen.

Pacht- und Gestattungsverträge

Bei einem Pachtvertrag übernimmt der Pächter die gesamte Nutzung des Waldgrundstücks (einschließlich der forstlichen Bewirtschaftung, die z. B. auf einen forstlichen Dienstleister übertragen werden kann).

Bei einem Gestattungsvertrag wird nur die jeweilige Sondernutzung geregelt, während die forstliche Bewirtschaftung beim Waldeigentümer verbleibt. Gestattungsverträge können frei formuliert werden; sie sollten die genaue Nutzung sowie Rechte und Pflichten von Nutzer und Eigentümer verbindlich regeln. Dazu gehört es in der Regel, festzulegen, welche Nutzung des Waldes genau vorgesehen wird und was der Waldeigentümer hierzu durchführen, dulden oder unterlassen soll (Jagdausübung, Art und Umfang der Bewirtschaftung des Waldes, Verkehrssicherung).

Natur- und artenschutzrechtliche Vorgaben

Neben dem Eigentums- und Betretungsrecht weisen auch natur- und artenschutzrechtliche Vorgaben allgemeingültige genehmigungslimitierende Aspekte auf:

Waldareale können einem unterschiedlichen *Schutzstatus* unterliegen (z. B. Landschaftsschutzgebiet, Naturpark, Flora-Fauna-Habitat oder Vogelschutzgebiet). Die vorherige Abklärung, ob eine Schutzkategorie vorliegt, ist daher notwendig. Dies gilt nicht nur für Schutzgebiete nach Naturschutzrecht, sondern z. B. auch für Schutzgebiete nach Waldrecht (z. B. Schutzwald, Erholungswald, Bannwald, Naturwaldreservate) oder nach Wasserrecht. Wasserschutzgebiete unterliegen besonderen Vorgaben, da sie dem Schutz des ober- und unterirdischen Wasservorkommens vor nachteiligen Einwirkungen dienen (§ 51 Abs. 1 Wasserhaushaltsgesetz).

Bestimmte heimische Tier- und Pflanzenarten stehen nach dem *Natur- und Artenschutzgesetz* unter Naturschutz. So ist es nach § 44 Abs. 1 Ziffer 2 Bundesnaturschutzgesetz z. B. verboten, wildlebende Tiere der streng geschützten Arten und der europäischen Vogelarten während der

Fortpflanzungs-, Aufzucht-, Mauser-, Überwinterungs- und Wanderungszeiten erheblich zu stören. In solchen Fällen steht der gesetzliche Natur- und Artenschutz über dem Nutzungsinteresse. So kann die Naturschutzbehörde anordnen, dass z. B. bestimmte Waldbereiche (z. B. Horstschutzzone) zu bestimmten Jahreszeiten nicht betreten werden dürfen.

Natur- und artenschutzrechtliche Bestimmungen können somit maßgeblich bestimmen, unter welchen Voraussetzungen und in welchem Umfang ein waldtherapeutisches Vorhaben auf einer konkreten Waldfläche umgesetzt werden kann. Anliegen des Natur- und Artenschutzes sollten daher bereits frühzeitig mit den örtlichen Naturschutzbehörden abgeklärt werden. Auf dieser Basis kann eine Konzeption entwickelt werden, die den naturschutzfachlichen Anliegen Rechnung trägt, indem sensible Bereiche ausgespart, kritische Aktivitäten in naturverträgliche Bahnen gelenkt und das waldtherapeutische Vorhaben z. B. durch eine „Sanitär- und Abfallkonzeption" flankiert wird.

Betretungsrecht des Waldes

Grundsätzlich darf der Wald in Deutschland zur Erholung nach § 14 des Bundeswaldgesetzes uneingeschränkt betreten werden. Dies betrifft auch einen Privatwald. Dieses allgemeine Betretungsrecht gilt auch außerhalb der Wege und ohne Begrenzung der Uhrzeit und muss vom Waldeigentümer und anderen Nutzungsberechtigten (z. B. Jäger oder Betreiber von waldtherapeutischen Angeboten) hingenommen werden. Es kann daher nur aus wichtigen, in den Waldgesetzen des Bundes bzw. der jeweiligen Länder konkret bezeichneten Gründen eingeschränkt werden (Forstschutz, Wald- oder Wildbewirtschaftung, Schutz der Waldbesucher, Vermeidung erheblicher Schäden; Bundeswaldgesetz § 14 Abs. 2).

Anbieter von waldtherapeutischen Maßnahmen sollten bei ihren Planungen jedoch berücksichtigen, dass das Betreten des Waldes oft von nicht planbaren Waldsperrungen betroffen sein kann, z. B. bei akuter Waldbrandgefahr, bei Sturm, Gefahr durch Schneebruch oder bei Befall durch Schädlinge (Eichenprozessionsspinner). Außerdem sollten Waldbesuche in der Dämmerung, nachts oder im Morgengrauen aus Rücksicht auf andere Interessensgruppen, Tiere und auch aus Eigenschutz nicht stattfinden (vgl. auch Kap. 6).

Verkehrssicherungspflicht

Grundsätzlich gilt für Waldbesucher: Das Betreten des Waldes zum Zwecke der Erholung geschieht auf eigene Gefahr (§ 14 Abs. 1 Bundeswaldgesetz). Somit bestehen in Wald und Flur sowie auf den entsprechenden Wegen für waldtypische und spezielle, sich aus der Natur ergebende Gefahren grundsätzlich keine Verkehrssicherungspflicht und keine Haftung durch den Waldeigentümer.

Die gewerbliche Nutzung des Waldes ist von der allgemeinen Freistellung des Bundeswaldgesetzes, von der Verkehrssicherungspflicht und der Haftung nicht mehr abgedeckt. Somit haben der Anbieter von waldtherapeutischen Interventionen sowie möglicherweise auch der Waldeigentümer, der die Nutzung gestattet, eine besondere Verantwortung für die Verkehrssicherheit der genutzten Wälder bzw. Waldabschnitte. Anbieter von waldtherapeutischen Angeboten und beteiligte Waldeigentümer sind daher gut beraten, sich mit der Frage der Verkehrssicherheit zu befassen, um waldtypischen Gefahren durch entsprechende Sicherheitsmaßnahmen zu begegnen.

5.5.2 Besondere rechtliche Anforderungen an einen Kur- oder Heilwald

Waldrechtliche Vorgaben

Bislang besteht nur in Mecklenburg-Vorpommern die Möglichkeit, Kur- und Heilwälder durch die Rechtsverordnung als eigene rechtliche Kategorie auszuweisen und zu erklären (§ 22 Landeswaldgesetz Mecklenburg-Vorpommern). Darüber hinaus enthalten die Waldgesetze des Bundes und der Länder (bislang) keine spezifischen Vorgaben für eine Nutzung des Waldes als Kur- oder Heilwald. Gleichwohl erscheint die Nutzung des Waldes als therapeutisches Refugium grundsätzlich möglich und zulässig, solange – wie oben beschrieben – dadurch andere Nutz-, Schutz- und Erholungsfunktionen des Waldes nicht beeinträchtigt werden. Für die Genehmigung von Kur- und Heilwäldern muss deshalb bislang in jedem Einzelfall die vor Ort jeweils zuständige (Forst-) Behörde eingeschaltet werden.

Um diese Prüfung zu ermöglichen und zu erleichtern, wird den an der Entwicklung von Kur- und Heilwald Interessierten empfohlen, neben der Klärung der allgemeinen Voraussetzungen (s. o.) das beabsichtige Vorhaben so konkret wie möglich zu beschreiben, damit alle relevanten Aspekte einbezogen werden können. Dazu gehören die Kenntnis über den Eigentümer, die Lage und Größe der Waldfläche(n), Gruppengröße, Zielgruppen (Prävention oder spezielle Indikationen), eine konkrete Darstellung der Maßnahmen und erforderliche Infrastrukturmaßnahmen und deren Genehmigungsfähigkeit oder ein mögliches Konzept der Besucherlenkung (vgl. Abschn. 5.2).

Mögliche Eingriffe in den Wald

Grundsätzlich empfiehlt sich eine größtmögliche Zurückhaltung hinsichtlich baulicher Maßnahmen im Wald sowie eine frühzeitige Abstimmung mit allen Betroffenen. Allerdings kann je nach Art und Größe des geplanten Kur- oder Heilwaldes und Zielgruppe eine bestimmte bauliche Infrastruktur innerhalb des Waldes unerlässlich sein (z. B. Rettungs- bzw. Schutzhütten, Sanitäranlagen). Auch Anlagen und Infrastrukturen in Waldnähe könnten mitgenutzt werden. Dies erfordert entsprechende Absprachen bzw. Nutzungsverträge. Außerdem sollte bedacht werden, dass jede errichtete Infrastruktur neben der Startinvestition auch einen dauerhaft hohen Pflege-, Wartungs- und Instandhaltungsaufwand sowie gegebenenfalls auch besondere Verkehrssicherungspflichten nach sich zieht.

Die Errichtung baulicher Anlagen im Wald kann eine erhebliche und vor allem dauerhafte Beeinträchtigung des Naturhaushalts nach sich ziehen. Dies gilt grundsätzlich für die gesamte Waldfläche, auch außerhalb von Schutzgebieten. Nach § 13 ff. Bundesnaturschutzgesetz gilt es, Eingriffe in den Naturhaushalt grundsätzlich und vorrangig zu vermeiden; nicht vermeidbare erhebliche Beeinträchtigungen sind durch Ausgleichs- oder Ersatzmaßnahmen zu kompensieren.

Deshalb sollte bei der Planung von Kur- und Heilwäldern von Anfang an darauf geachtet werden, die natürlich vorhandenen Gegebenheiten der jeweiligen Waldfläche zu nutzen und auf bauliche Maßnahmen bzw. auf die Errichtung von künstlichen Strukturen so weit wie möglich zu verzichten.

Als Kur- und Heilwälder werden die entsprechenden Waldflächen möglicherweise deutlich stärker von Besuchern frequentiert. Aus Sicht des Natur- und Artenschutzes bedeutet dies ganz allgemein eine mögliche Beunruhigung der Tierwelt des Waldes sowie eine erhöhte Belastung der Pflanzenwelt, z. B. durch Trittschäden, Pflücken, Abreißen und Bodenverdichtung. Zudem könnte die waldtherapeutische Nutzung auch zu verstärkten Einträgen von Abfällen sowie von waldfremden Krankheitskeimen, Stickstoff und Medikamentenrückständen (z. B. durch Verrichten der Notdurft im Wald) führen.

Verkehrssicherungspflicht

Der Wald ist ein Naturraum mit waldtypischen Gefahrenquellen. In einem Kur- oder Heilwald halten sich nicht nur gesunde Besucher, sondern auch betagte Senioren oder Patienten auf, die alters- und/oder krankheitsbedingt sowohl in ihrer Bewegungs- als auch in ihrer Seh- und Hörfähigkeit eingeschränkt sein können. Wie bereits beschrieben, sind Verkehrssicherungspflicht und Haftung nicht durch das Bundeswaldgesetz abgedeckt. Dadurch kommen besondere, auch die Waldtherapie vorbereitende Aufgaben auf die Betreiber von Kur- und Heilwäldern zu.

Literatur

3sat (2019) Therapie unter Tannen. Die geheimnisvolle Kraft der Bäume. Wissenschaftdoku. http://www.3sat.de/mediathek/?mode=play&obj=66178. Zugegriffen am 29.03.2019

Allmer H (1996) Erholung und Gesundheit: Grundlagen, Ergebnisse und Maßnahmen. Hogrefe, Göttingen

Bauer N, Roe J, Martens D (2016) Der Einfluss von physischer Umwelt auf den Menschen: Erholung, Wohlbefinden, Gesundheit und Lebensqualität. Umweltpsychologie 20:3–14

Beckmann J, Fröhlich SM (2009) Erholung und Stressmanagment. In: Wippert P, Beckmann J (Hrsg) Stress- und Schmerzursachen verstehen. http://www.beckshop.de/fachbuch/leseprobe/9783131440112_Excerpt_003.pdf. Zugegriffen am 29.03.2019

Braun A (2000) Die Wahrnehmung von Wald und Natur. Forschung Soziologie 58. Springer, Heidelberg

Brüggemann W, Uehleke B (1997) Kneipp Vademecum pro Medico: Hydrotherapie, Phytotherapie, Bewegungstherapie, Ernährung, Ordnungstherapie. Sebastian Kneipp Gesundheitsmittel, Bad Wörishofen

Chodzko-Zajko WJ, Proctor DN, Fiatarone Singh MA, Minson CT, Nigg CR, Salem GJ, Skinner JS (2009) American College of Sports Medicine position stand. Exercise and physical activity for older adults. Med Sci Sports Exerc 41:1510–1530

Cramer H, Lauche R, Haller H, Steckhan N, Michalsen A, Dobos G (2014) Effects of yoga on cardiovascular disease risk factors: a systematic review and meta-analysis. Int J Cardiol 173(2):170–183

Cramer H, Lauche R, Klose P, Lange S, Langhorst J, Dobos GJ (2017) Yoga for improving health-related quality of life, mental health and cancer-related symptoms in women diagnosed with breast cancer. Cochrane Database Syst Rev 1:CD010802

Ernst E, Kanji N (2000) Autogenic training for stress and anxiety: a systematic review. Complement Ther Med 8:106–110

Esch T (2014) Die neuronale Basis von Meditation und Achtsamkeit. Sucht 60:21–28

Field T (2011) Yoga clinical research review. Complement Ther Clin Pract 17:1–8

Franzkowiak P (2018) Prävention und Krankheitsprävention. BZgA Leitbegriffe der Gesundheitsförderung. https://www.leitbegriffe.bzga.de/systematisches-verzeichnis/allgemeine-grundbegriffe/praevention-und-krankheitspraevention/. Zugegriffen am 15.03.2019

Goedsche K, Förster M, Kroegel C, Uhlemann C (2007) Repeated cold water stimulations (hydrotherapy according to Kneipp) in patients with COPD. Forsch Komplementmed 14:158–166

Goyal M, Singh S, Sibinga EM, Gould NF, Rowland-Seymour A, Sharma R, Berger Z, Sleicher D, Maron DD, Shihab HM, Ranasinghe PD, Linn S, Saha S, Bass EB, Haythornthwaite JA (2015) Meditation programs for psychological stress and well-being: a systematic review and meta-analysis. JAMA Intern Med 174:357–368

Guan H, Wei H, He X, Ren Z, An B (2017) The tree-species-specific effect of forest bathing on perceived anxiety alleviation of young-adults in urban forests. Ann For Res 60:327–341

Hofmann M, Gerstenberg T, Gillner S (2017) Predicting tree preferences from visible tree characteristics. Eur J For Res 136:421–432

Huang ZG, Feng YH, Li YH, Lv CS (2017) Systematic review and meta-analysis: Tai Chi for preventing falls in older adults. BMJ Open 7:e013661

Hui SS, Woo J, Kwok T (2009) Evaluation of energy expenditure and cardiovascular health effects from Tai Chi and walking exercise. Hong Kong Med J 15(Suppl 2):4–7

Jacob EM, Volger E (2009) Blutdrucksenkung durch Hydrotherapie. Z Phys Med Rehabil Kurortmed 19:162–168

Kaiser AA (2016) Entwicklung und Evaluation selbstinstruktiver Körper-Achtsamkeitsprogramme zur Gesundheitsförderung und Erholung am Arbeitsplatz. Dissertation, Pädagogischen Hochschule Karlsruhe

Khoury B, Sharma M, Rush SE, Fournier C (2015) Mindfulness-based stress reduction for healthy individuals: a meta-analysis. J Psychosom Res 78:519–528

Kleinhückelkotten S, Neitzke HP (2010) Naturbewusstsein 2009. Abschlussbericht. ECOLOG-Institut für sozial-ökologische Forschung, Berlin/Bonn

Lan C, Chen SY, Lai JS (2008) The exercise intensity of Tai Chi Chuan. Med Sport Sci 52:12–19

Lauche R, Peng W, Ferguson C, Cramer H, Frawley J, Adams J, Sibbritt D (2017) Efficacy of Tai Chi and qigong for the prevention of stroke and stroke risk factors: a systematic review with meta-analysis. Medicine (Baltimore) 96:e8517

Leuchtgens H, Albus T, Uhlemann C, Volger E, Pelka RB, Resch KL (1999) Auswirkungen der Kneipp-Kur, einer standardisierten Komplextherapie, auf Schmerz, Lebensqualität und Medikamentenverbrauch: Kohortenstudie mit 1-Jahres-Follow-up. Forsch Komplementmed 6:206–211

Liu T, Chan AW, Liu YH, Taylor-Piliae RE (2018) Effects of Tai Chi-based cardiac rehabilitation on aerobic endurance, psychosocial well-being, and cardiovascular risk reduction among patients with coronary heart disease: a systematic review and meta-analysis. Eur J Cardiovasc Nurs 17:368–383

Lupp G, Förster B, Kantelberg V, Weber G, Pauleit S (2017) Stadtwald 2050. Endbericht. Lehrstuhl für Strategie und Management der Landschaftsentwicklung, Wissenschaftszentrum Weihenstephan, Technische Universität München

Luu K, Hall PA (2016) Hatha Yoga and executive function: a systematic review. J Altern Complement Med 22:125–133

Morgan N, Irwin MR, Chung M, Wang C (2014) The effects of mind-body therapies on the immune system: meta-analysis. PLoS One 9:e100903

Nationale VersorgungsLeitlinie (2017) Kreuzschmerz. AWMF-Register: nvl/007. www.leitlinien.de/mdb/downloads/nvl/kreuzschmerz/kreuzschmerz-2aufl-vers1-lang.pdf. Zugegriffen am 29.03.2019

Ng BH, Tsang HW (2009) Psychophysiological outcomes of health qigong for chronic conditions: a systematic review. Psychophysiology 46:257–269

Schuh A (2004) Klima- und Thalassotherapie: Grundlagen und Praxis. Hippokrates, Stuttgart

Schuh A (2017) Klimatherapie Grundlagen und Praxis. In: Kraft K, Stange R (Hrsg) Kursbuch Naturheilverfahren für die ärztliche Weiterbildung. Elsevier, München

Schuh A, Immich G (2013) Kriterienkatalog für Kur- Heilwälder. Im Auftrag des Bäderverbandes von Mecklenburg-Vorpommern. Ludwig-Maximilians-Universität, München

Takayama N, Fujiwara A, Saito H, Horiuchi M (2017) Management effectiveness of a secondary coniferous forest for landscacpe appreciation and psychological restoration. Int J Environ Res Public Health 14:800

Uehleke B, Wöhling H, Stange R (2008) A prospective „study by correspondence" on the effects of Kneipp hydrotherapy in patients with complaints due to polyneuropathy. Schweizer Z Ganzheitsmed 20:287–291

Volz HA, Immich G, Schuh A (2018) Kur-/Heiwälder: eine Chance für Waldeigentümer. Allg Forstzeitschrift Waldwirtschaft Umweltvorsorge 16:10–13

Wang CW, Ng SM, Ho RT, Ziea ET, Wong VC, Chan CL (2012) The effect of qigong exercise on immunity and infections: a systematic review of controlled trials. Am J Chin Med 40:1143–1156

Weigl M, Ewert T, Kleinschmidt J, Stucki G (2008) Ambulante Medizinische Kuren in bayerischen Heilbädern: Eine multizentrische, prospektive Kohortenstudie mit 3-monatigem Follow-up. Z Phys Med Rehabil Kurortmed 18:127–135

Weitmann V, Korny D (2014) Die Erholungseignung des Auwaldes – Untersuchung der Besucher-Aktivitäten und Bewertung von unterschiedlichen Waldbildern in den Isar-Auwäldern nördlich von München. Projektarbeit am Lehrstuhl für Strategie und Management der Landschaftsentwicklung, Technische Universität München

Wieland LS, Skoetz N, Pilkington K, Vempati R, D'Adamo CR, Berman BM (2017) Yoga treatment for chronic non-specific low back pain. Cochrane Database Syst Rev 1:CD010671

Yeh GY, Mietus JE, Peng CK, Phillips RS, Davis RB, Wayne PM, Goldberger AL, Thomas RJ (2008) Enhancement of sleep stability with Tai Chi exercise in chronic heart failure: preliminary findings using an ECG-based spectrogram method. Sleep Med 9:527–536

Zeng Y, Luo T, Xie H, Huang M, Cheng AS (2014) Health benefits of qigong or tai chi for cancer patients: a systematic review and meta-analyses. Complement Ther Med 22:173–186

Zou L, Sasaki JE, Wei GX, Huang T, Yeung AS, Neto OB, Chen KW, Hui SS (2018) Effects of mind-body exercises (Tai Chi/Yoga) on heart rate variability parameters and perceived stress: a systematic review with meta-analysis of randomized controlled trials. J Clin Med 31:11. Für die Gesetzestexte gelten die jeweiligen aktuellen Veröffentlichungen im Internet.

6

Risiken und Gefahrenpotenziale im Wald

Inhaltsverzeichnis

Der Wald wird zu freizeitlichen und gesundheitlichen Zwecken genutzt, ganz ungefährlich ist er aber nicht. Deshalb gilt es, sich schon im Vorfeld des Waldaufenthaltes mit möglichen Gefahren, die z. B. von Zecken oder Wetterereignissen bzw. Naturgewalten ausgehen, vertraut zu machen und das Verhalten daran anzupassen. Dazu gehört es auch, entsprechende Vorsichts- bzw. Schutzmaßnahmen (Kleidung, Zeckenspray etc.) zu ergreifen und gegebenenfalls den Waldbesuch zu verschieben oder den Wald unverzüglich zu verlassen.

Die Abwesenheit von Gefahren während des Waldaufenthaltes muss gesichert sein. Nur wer sich sicher fühlt, kann sich entspannen und erholen. Wenn die Sicherheit gewährleistet ist, dann ist es für die mentale Erholung, insbesondere bei psychischer Erschöpfung, und für die Entspannung günstig, alleine im Wald zu sein.

Frauen gehen allerdings in der Regel nicht gerne alleine in den Wald. Wahrscheinlich spielen auch Kindheitserfahrungen eine gewisse Rolle dabei, ob man in den Wald geht und wie man ihn empfindet (Staats und Hartig 2004). Hier kann die Begleitung einer bekannten Person das Gefühl von Sicherheit steigern.

© Springer-Verlag GmbH Deutschland, ein Teil von Springer Nature 2019
A. Schuh, G. Immich, *Waldtherapie – das Potenzial des Waldes für Ihre Gesundheit*,
https://doi.org/10.1007/978-3-662-59026-3_6

6.1 Risikofaktoren

Sturm, Gewitter und intensiver Schneefall stellen ein erhebliches Gefahren
potenzial dar. Jeder, der sich beruflich oder in der Freizeit im Freien aufhält,
sollte sich die große Gefährdung durch Blitzschlag im Wald bei Gewitter klar-
machen. Obwohl man oftmals glaubt, dass man unter den Bäumen geschützt
sei, besteht im Wald und besonders am Waldrand große Gefahr! Schlägt der
Blitz in einen Baum ein, so leitet dieser die Energie den Stamm entlang, von
dem aus sie auf einen unter dem Baum befindlichen Menschen „überspringt".
Die Energie des Blitzes kann aber auch in die Wurzeln und von dort aus in die
Umgebung geleitet werden und dort stehende Menschen gefährden (Deutscher
Wetterdienst 2017).

Auch bei Sturm sollte der Wald so rasch wie möglich verlassen bzw. erst gar
nicht betreten werden! Selbst bei nur mäßigem Wind ist es möglich, dass
Zapfen oder tote Äste abbrechen. Sie können sich schwerkraftbedingt in der
Luft drehen, dann senkrecht wie ein Pfeil herunterfallen und zu schweren
Verletzungen führen bzw. den Waldbesucher sogar tödlich verletzen.
Herunterfallende Äste stellen somit eine oftmals unterschätzte Gefahrenquelle
dar. Bei Sturm können sich die Waldbesucher auch dann in ernsthaft akuter
Lebensgefahr befinden, wenn ein Baum plötzlich umfällt (Windwurf), auch
wenn der Baum im Stammbereich abbricht (Windbruch).

Schneelast auf den Bäumen, unter der sie zusammenbrechen bzw. umstür-
zen können und Äste abbrechen, ist ebenfalls sehr gefährlich. Waldbrandgefahr
wird oft unterschätzt. Laubholz-Mischbestände auf feuchten oder frischen
Talstandorten sind daher weniger gefährdet als Nadelholz-Reinbestände.
Unterschiedlich geregelt nach Bundesland ist das Feuer- und Rauchverbot im
Wald, das entweder ganzjährig oder vom 1. März bis 31. Oktober gültig ist
(Rauchen bzw. jegliches offene Feuer in Wald). Aber auch in den trockenen
Wintern ist Feuer im Wald „brandgefährlich". Dies zeigten große Waldbrände,
die z.B. in den bayerischen Alpen durch ein Lagerfeuer im Bergwald ent-
standen sind.

Grundsätzlich ist ein umsichtiges Verhalten im Wald unumgänglich. Dazu
gehört u. a. das Nicht-Besteigen von Freisitzen und Holzpoldern.

Es ist auch möglich, dass verschiedene Pflanzen den Waldbesucher verletzen: Der Riesen-Bärenklau, ein Doldenblütler, wird in wenigen Wochen mehr
als drei Meter hoch, und die Laubblätter erreichen eine Länge von einem
Meter und mehr. Das Gefährliche an ihm sind die im Pflanzensaft vorhandenen Fucomarine, die in Verbindung mit Sonnenlicht phototoxisch wirken.
Die Hautsymptome gleichen schweren Verbrennungen mit starker Rötung

und Blasenbildung und müssen ärztlich behandelt werden. Bereits Berührungen bei Tageslicht können bei empfindlichen Menschen zu schmerzhaften Quaddeln und Blasen führen. Besonders gefährdet sind Kinder, denn die hohlen Pflanzenstängel und die Riesenblätter verlocken zum Spielen und Verstecken.

Aber auch Schierling, Stechapfel, Hahnenfuß, Tollkirsche, roter und blauer Eisenhut, Seidelbast, Krokus, Eibe, Wunderbaum, Giftefeu und Goldregen u. a. sind unterschiedlich stark toxisch (Pahlow 2006).

Es gibt im Wald neben wertvollen auch eine Menge an gesundheitsschädlichen bzw. giftigen Pilzen, Früchten und Pflanzen. Das Sammeln bzw. der Verzehr von Pilzen, Beeren und Blättern sollte grundsätzlich nur bei genauer Pflanzenkenntnis erfolgen.

Im Wald sind Stechmücken vorhanden. Die hohe Luftfeuchtigkeit steigert die Aktivität der Mücken und ihre Übertragungsfähigkeit. Aber auch weitere tierische Gefahrenquellen sind möglich. Dazu gehören u. a. aggressive Wildschweine oder Schlangen wie die Kreuzottern. Es kann im Wald aber auch giftige Spinnen oder Hornissen geben. Eine meist lokale Gefährdung geht wohl vom Eichen- oder Kiefernprozessionsspinner aus. Auf seiner Körperoberfläche befinden sich sog. Brennhaare mit Widerhaken, die an der Kontaktstelle lokale Hautausschläge mit Juckreiz und Brennen hervorrufen. Es kann auch zu Reizungen von Mund und Nasenschleimhaut durch Einatmen der Härchen und infolgedessen zu Bronchitis, schmerzhaftem Husten und bis hin zu Asthma kommen. Die Härchen können leicht bis zu einigen hundert Meter durch den Wind getragen werden und sind sogar noch nach Monaten wirksam. Aufgrund des Klimawandels ist zu erwarten, dass sich die Raupen beider Falter weiter ausbreiten. Grundsätzlich können alle Tiere, die gerade Junge haben, zur Verteidigung angreifen.

Im Rahmen von mehr oder weniger seriösen Angeboten zum Waldbaden werden immer häufiger Empfehlungen abgegeben, sich auch nachts in den Wald zu begeben. Die nächtliche Umgebung und Dunkelheit im Wald sollen dabei z. B. zur Entspannung oder Selbstfindung genutzt werden. Dies ist allerdings nicht gefahrlos, denn neben nachtaktiven Tieren gibt es neuerdings in den Wäldern viele Jäger.

Im Zusammenhang mit der vermehrten Beschäftigung mit der Natur scheint es zurzeit „in" zu sein, den Jagdschein zu erwerben (2017/18: 384.429 Jagdscheininhaber und pro Jäger 214 Einwohner; Deutscher Jagdverband 2018). So gehen zwar immer mehr Menschen jagen, sie sind aber nicht erfahren und können somit eine ernste Gefahr für „Waldbader", insbesondere in der Dämmerung und nachts, aber auch in den frühen Morgenstunden darstellen.

6.2 Erkrankungen

Der Aufenthalt im Wald kann in seltenen Fällen auch ungünstig für die Gesundheit bzw. sogar krank machend sein. So können biogene, potenziell schädliche Luftbestandteile im Wald vorkommen, da Pflanzen und auch Bäume größere und kleinere biogene Partikel abgeben. Es handelt sich dabei um aus Pflanzenresten wie Laub entstandenen Staub, vor allem jedoch um pflanzliche Samen und Pollen, die über größere Entfernungen mit der Luft transportiert werden können.

Da auch Koniferenpollen allergen wirksam sind, sind Allergiker von umherfliegenden Pollen während der Blütezeit ihrer allergenrelevanten Bäume auch im Wald betroffen. Dies ist nur nicht allgemein bekannt, weil Koniferenpollen sehr groß und damit schwer sind und schnell im Wald zu Boden sinken und – im Gegensatz zu anderen Blüten- oder Gräserpollen – nicht weit fernverfrachet werden. Bei Starkregen, wie beispielsweise bei einem Gewitter, und Wind werden die Pollen aufgeschlagen, und die Eiweißstoffe fliegen umher. Damit wird die Allergenität massiv erhöht (D'Amato et al. 2015). Deshalb sollten Koniferenpollen-Allergiker nicht zur saisonalen Pollenflugzeit und auch nicht während bzw. nach Starkregen in den Wald gehen.

Da die gesamte Natur, insbesondere der Waldboden und die Pflanzen, mit Mikroorganismen belebt ist, können naturgemäß mit jeder Aufwirbelung auch Mikroorganismen in die Luft gelangen. Man findet sie als isolierte Einzelteilchen in der Luft. Häufig sind dies Pilzsporen. Pilze bzw. Schimmelpilze wachsen bei hoher Feuchtigkeit auf fast allen organischen Substraten. Aus ihrem Luftmycel können die Sporen schon bei geringen Luftbewegungen abgegeben werden. Da sie relativ resistent sind, bleiben sie länger lebensfähig als andere Keime. Schimmelpilz-Allergiker können so im Wald eine Verschlechterung der Symptome, insbesondere während der Zeit des Herbstlaubs, erfahren.

Weitere Mikroorganismen, vor allem Bakterien und Hefen, haften an festen Teilchen wie Bodenpartikeln, Pflanzenteilen oder Kotpartikeln. Daneben können sie in Form von Tröpfchen von Mensch und Tier oder durch Windbewegungen aus keimhaltigem Wasser freigesetzt werden. Auch Vögel sind Überträger von Mikroorganismen und Parasiten.

Durch das Verzehren von z. B. Walderdbeeren bzw. Himbeeren kann eine eher seltene Infektion mit den Eiern des Fuchsbandwurms erfolgen. Kranke Tiere wie tollwütige Füchse können einen angreifen und Krankheiten übertragen.

Krankheiten und Infektionen, die auf natürlichem Wege zwischen Tier und Mensch übertragen werden (Zoonosen), werden aufgrund Globalisierung und Klimawandel zunehmen. Bis jetzt sind ca. 200 Zoonosen bekannt. Eine entsprechende Information über vorbeugende Maßnahmen (Kleidung, Schutzmittel, Verhalten, sorgsamer Umgang mit Tieren und Naturfrüchten) ist deshalb wichtig, um das Risiko zu minimieren!

Dies gilt insbesondere auch für den Schutz gegen Zecken, die die wichtigsten waldbedingten Erkrankungen weltweit übertragen: die Lyme-Borreliose und die Frühsommer-Meningoenzephalitis. Zecken, die vom Menschen von Hecken, Büschen oder vom Gras abgestreift werden, sind bereits ab Lufttemperaturen von 6° C aktiv. In den letzten Dekaden sind Zecken in höherer Zahl in der Tschechischen Republik und sogar in höher gelegenen Gebieten Schwedens aufgetaucht. Aufgrund des Klimawandels wird die Lufttemperatur weiter zunehmen, und die Sommer werden voraussichtlich länger und wärmer. Deshalb können die Zecken weiter nördlich vordringen und sich damit auch in Deutschland immer weiter ausbreiten. Außerdem ist die Überlebensrate der Zecke durch mildere Winter und eine längere Vegetationsperiode erhöht.

Die Lyme-Borreliose ist die in Mitteleuropa häufigste durch Zecken (Gemeiner Holzbock) übertragene Infektionskrankheit. Sie ist in der nördlichen Hemisphäre (Nordamerika, Europa und Asien) verbreitet. Es ist heute bereits von einer Infektionsgefährdung in allen Teilen Deutschlands auszugehen. Die Lyme-Borreliose wird durch Bakterien (Borrelia burgdorferi) ausgelöst. Rund 17 % der Zecken in Deutschland sind Träger des Erregers. Wirte sind insbesondere Nagetiere, einige Vogelarten sowie Wildtiere – die Zecken übertragen dann die Infektion vom Wirt auf den Menschen. Die Zahl der durch Zeckenbisse verursachten Borreliosefälle ist beispielsweise in Bayern im Jahr 2018 um 40 % gegenüber dem Vorjahr gestiegen. Bei einer Hochrechnung auf Fallzahlen für Deutschland bedeutet dies 80.000–120.000 neue Borreliosefälle pro Jahr (Deutscher Bundestag 2017). Die Lyme-Borreliose zeigt eine ausgeprägte Saisonalität aufgrund der temperaturabhängigen Aktivität der Zecken ab April, wobei der Höhepunkt im August zu verzeichnen ist. Mit dem Klimawandel wird sich der zeckenaktive Zeitraum ausdehnen.

Die zweite Erkrankung, die durch einen Zeckenbiss hervorgerufen werden kann, ist die Frühsommer-Meningoenzephalitis (FSME). Hier ist allerdings die Durchseuchung der Zecken mit dem FSME-Virus bislang gering, und es kommt zu 1–2 Erkrankungen/100.000 Menschen, abhängig vom Klima und dem Freizeitverhalten (Robert Koch-Institut 2019). Die häufigsten FSME-Fälle werden bis jetzt noch in Bayern und Baden-Württemberg verzeichnet; Einzelerkrankungen kommen aber auch in anderen Bundesländern vor. Aktuell werden deutschlandweit ca. 600 Fälle von FSME gemeldet, davon zeigen 30 % Krankheitszeichen und 10 % nehmen einen schweren Verlauf (impfen-info.de 2019). Das Robert Koch-Institut veröffentlicht jährlich eine Karte der aktuellen FSME-Risikogebiete in Deutschland.

Der Lebens- und Erholungsraum Wald kann somit Gefahren beinhalten. Neben gefährlichen oder kranken bzw. Krankheitsüberträger tragenden Tieren finden sich im Wald auch die verschiedenartigsten Pilze, Früchte oder Beeren, die bei Unkenntnis die Gesundheit mäßig bis letal schädigen können. Um allen Risikofaktoren und Gefahren im Wald vorbeugend ausweichen bzw. angemessen begegnen zu können, bedarf deshalb es gut ausgebildeter Fachkräfte, die die Menschen bei der Waldtherapie aufklären und schützen.

Literatur

D'Amato G, Holgate ST, Pawankar R, Ledford DK, Cecchi L, Al-Ahmad M, Al-Enezi F, Al-Muhsen S, Ansotegui I, Baena-Cagnani CE, Baker DJ, Bayram H, Bergmann KC, Boulet LP, Buters JT, D'Amato M, Dorsano S, Douwes J, Finlay SE, Garrasi D, Gómez M, Haahtela T, Halwani R, Hassani Y, Mahboub B, Marks G, Michelozzi P, Montagni M, Nunes C, Oh JJ, Popov TA, Portnoy J, Ridolo E, Rosário N, Rottem M, Sánchez-Borges M, Sibanda E, Sienra-Monge JJ, Vitale C, Annesi-Maesano I (2015) Meteorological conditions, climate change, new emerging factors, and asthma and related allergic disorders. A statement of the World Allergy Organization. World Allergy Organ J 8:5
Deutscher Bundestag (2017) Sachstand zur Lyme-Borreliose. https://www.bundestag.de/resource/blob/510388/baa593c34d8a69b231021ab2db95a208/wd-9-012-17-pdf-data.pdf. Zugegriffen am 22.01.2019
Deutscher Jagdverband (2018) Zahl der Jagdscheininhaber. https://www.jagdverband.de/content/jagdscheininhaber-deutschland. Zugegriffen am 20.02.2018
Deutscher Wetterdienst (2017) Gewitter, Blitze und persönliche Verhaltensregeln. https://www.dwd.de/DE/wetter/thema_des_tages/2017/5/11.html. Zugegriffen am 31.03.2019
Impf-Info.de (2019) Impfempfehlungen für Erwachsene für FSME. www.impfen-info.de/impfempfehlungen/fuer-erwachsene/fsme-fruehsommer-meningoenzephalitis/
Pahlow M (2006) Das große Buch der Heilpflanzen. Gräfe & Unzer, München
Robert Koch-Institut (2019) FSME Früh-Sommer-Meningoenzephalitis. https://www.rki.de/DE/Content/infAZ/F/FSME/FSME-node. Zugegriffen am 23.02.2019
Staats H, Hartig T (2004) Alone or with a friend: a social context for psychological restoration and environmental preferences. J Environ Psychol 24:199–211

7

Schlusswort und Ausblick

Waldtherapie wird bei uns in Deutschland immer mehr Bedeutung erfahren, denn sie greift ein urdeutsches Thema wieder auf. Der Wald hat in unserer Entwicklung schon immer eine elementare Rolle gespielt: Wir haben in ihm gelebt, er hat uns beschützt, uns Nahrung und Holz für Feuer und zum Bauen geboten und stellt heute einen großen Wirtschaftsfaktor dar. Waldbesuche führen den Menschen wieder „zurück zur Natur" (Rousseau 1722–1778) und bieten in unserer heutigen Zeit Chancen zum Ausgleich und Auftanken. Der Wald ist Rückzugsort aus dem hektischen Leben, man kann zur Ruhe kommen, die „Seele baumeln lassen" und gleichzeitig wieder neue Kraft schöpfen. Waldbesuche ermöglichen auch in der technisierten Welt einen neuen Zugang zur Natur. Ein Aufenthalt im Wald ist außerdem ohne ausgiebige Vorbereitungen möglich, er verursacht dem „Waldbader" keine größeren Kosten und man braucht dazu keine spezielle Sportbekleidung oder Ausrüstung.

Deshalb wird sich die Waldtherapie bei uns immer mehr etablieren, ein massiver Trend zeichnet sich bereits ab.

Es ist schon eine Menge über den präventiven Nutzen der Waldtherapie auf emotionale, psychische und körperliche Risikofaktoren bekannt und wissenschaftlich untermauert. Man kann es als gesichert ansehen, dass Waldtherapie beruhigend und entspannend wirkt sowie Stress vermindert. Dies ist im

© Springer-Verlag GmbH Deutschland, ein Teil von Springer Nature 2019
A. Schuh, G. Immich, *Waldtherapie – das Potenzial des Waldes für Ihre Gesundheit*,
https://doi.org/10.1007/978-3-662-59026-3_7

Hinblick auf unser durchgetaktetes und forderndes modernes Leben von großer Bedeutung und rechtfertigt das zunehmende Interesse an der Waldtherapie, sowohl in der Öffentlichkeit als auch in Fachkreisen.

In der nächsten Zeit muss es aber nun darum gehen, das Einsatzspektrum der Waldtherapie auszuweiten und zu untersuchen, ob die Waldtherapie auch nachzuweisende kurz- oder langfristige Effekte auf verschiedene, bereits bestehende Erkrankungen hat. Dabei stehen manifeste psychische Erkrankungen wie u. a. Depressionen im Fokus. Auf der körperlichen Seite kommen die heute immer mehr zunehmenden Erkrankungen des Atemtraktes, im Herz-Kreislauf-System oder im Stoffwechselbereich dazu. Diese Erkrankungen werden durch Umweltbelastungen, aber auch durch den Lebensstil gefördert. Bei der Therapie oder Rehabilitation dieser Erkrankungen sowie in der Nachsorge, u. a. von Krebserkrankungen, kann die Waldtherapie mit den entlastenden Elementen des Waldklimas und den darin durchgeführten Maßnahmen (u. a. Entspannung, Achtsamkeit, leichte Bewegung) ein hervorragendes flankierendes Konzept darstellen. Basis sind nach den heutigen Kriterien der „Evidence Based Medicine" aufgebaute Studien, die in mitteleuropäischen Wäldern und unter den entsprechenden Bedingungen durchgeführt werden müssen. Ein neues spannendes und umfassendes wissenschaftliches Feld tut sich hiermit auf.

Wir können froh sein, dass die Waldtherapie aus Asien zu uns gefunden hat, und hoffen, dass auf Basis der bislang vorhandenen und zukünftigen Erkenntnisse möglichst viele Menschen davon profitieren können.

Stichwortverzeichnis

© Springer-Verlag GmbH Deutschland, ein Teil von Springer Nature 2019
A. Schuh, G. Immich, *Waldtherapie – das Potenzial des Waldes für Ihre Gesundheit*,
https://doi.org/10.1007/978-3-662-59026-3

springer.co

Psychotherapie: Praxis

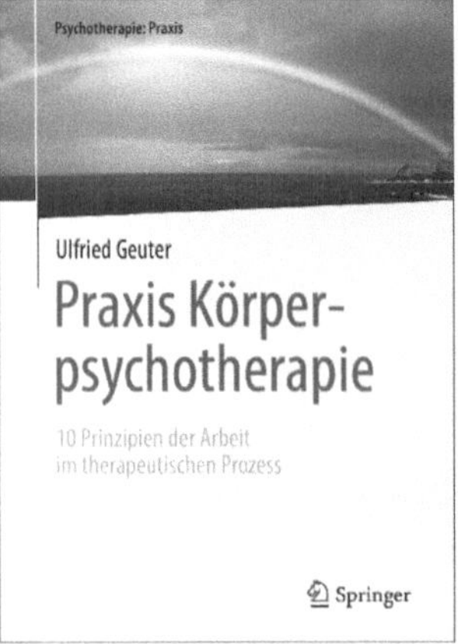

Ulfried Geuter
Praxis Körperpsychotherapie
10 Prinzipien der Arbeit im therapeutischen Prozess
1. Aufl. 2019, XIV, 508 S. 7 Abb., Softcover
44,99 € (D) | 46,25 € (A) | *CHF 50,00
ISBN 978-3-662-56595-7

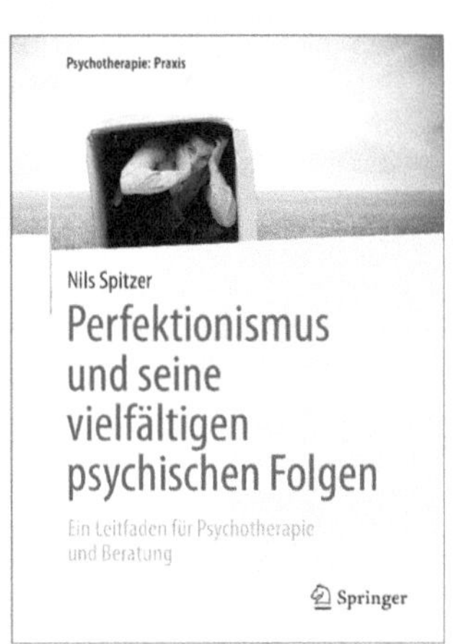

Nils Spitzer
Perfektionismus und seine vielfältigen psychischen Folgen
Ein Leitfaden für Psychotherapie und Beratung
1. Aufl. 2016, XI, 164 S., 7 Abb., Hardcover
434,99 € (D) | 35,97 € (A) | *CHF 36,00
ISBN 978-3-662-47475-4

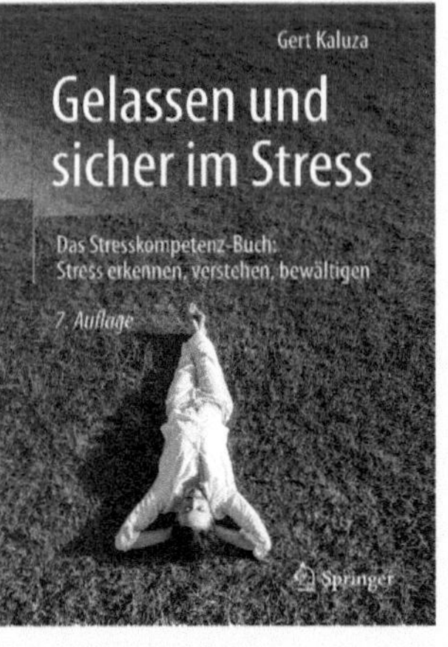

Gert Kaluza
Gelassen und sicher im Stress
Das Stresskompetenz-Buch: Stress erkennen,
verstehen, bewältigen
7., korr. Aufl. 2018, IX, 212 S., Softcover
19,99 € (D) | 20,55 € (A) | *CHF 22,50
ISBN 978-3-662-55985-7

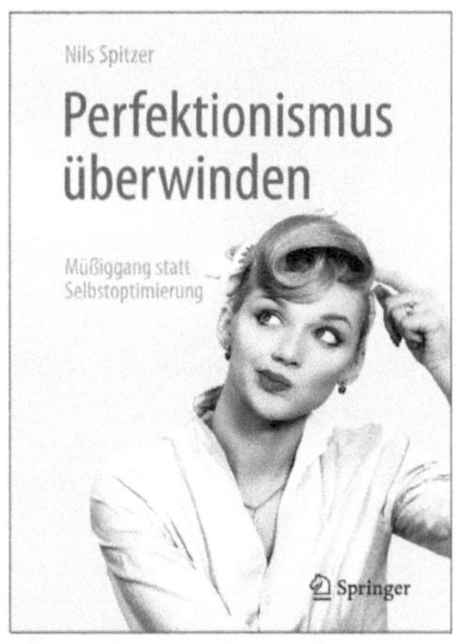

Nils Spitzer
Perfektionismus überwinden
Müßiggang statt Selbstoptimierung
1. Aufl. 2017, XIII, 149 S., 11 Abb., Softcover
19,99 € (D) | 20,55 € (A) | *CHF 21,00
ISBN 978-3-662-53185-3

€ (D) sind gebundene Ladenpreise in Deutschland und enthalten 7 % MwSt. € (A) sind gebundene Ladenpreise in Österreich und enthalten 10 % MwSt.
Die mit * gekennzeichneten Preise sind unverbindliche Preisempfehlungen und enthalten die landesübliche MwSt. Preisänderungen und Irrtümer vorbehalten.

Jetzt bestellen: springer.com/shop